연예인몸매 만들기 20일 프로젝트

연예인몸매 만들기 20일 프로젝트

장광훈 지음

영진미디어

목차

006		알아두기
008		킹콩이 말하는 올바른 운동법
011		킹콩이 말하는 연예인 몸매 만들기 20일 프로젝트

워밍업

014	**준비운동**
015	관절 풀어주기
017	근육 스트레칭
020	**킹콩핏 배우기**
021	킹콩 스쿼트
022	킹콩 점프
023	스피드 킹콩
024	킹콩 롤링
025	쉬림프 점프
026	스카이 레그레이즈
027	더블 크런치

킹콩핏 연예인 몸매 만들기 20일

030	DAY 1	킹콩 스쿼트 ● 데드리프트 ● 스트레이트 촙 크런치
033	DAY 2	킹콩 점프 ● 웨이브 푸시업 ● 스카이 레그레이즈
036	DAY 3	스피드 킹콩 ● 데드리프트 ● 더블 크런치
039	DAY 4	킹콩 롤링 ● 밴드 컬 ● 킹콩 크런치
042	DAY 5	쉬림프 점프 ● 밴드 킥백 ● 스카이 레그레이즈 ● 스트레이트 촙 크런치 ● 더블 크런치
047	DAY 6	킹콩 스쿼트 ● 킹콩 점프 ● 스피드 킹콩 ● 데드리프트 ● 스카이 레그레이즈 ● 스트레이트 촙 크런치 ● 더블 크런치 ● 킹콩 크런치
055	DAY 7	킹콩 스쿼트 ● 킹콩 롤링 ● 쉬림프 점프 ● 밴드 컬 ● 밴드 킥백 ● 스카이 레그레이즈 ● 스트레이트 촙 크런치 ● 더블 크런치 ● 킹콩 크런치
064	DAY 8	킹콩 롤링 ● 웨이브 푸쉬업 ● 킹콩 스쿼트 ● 데드리프트 ● 스카이 레그레이즈 ● 스트레이트 촙 크런치 ● 더블 크런치 ● 킹콩 크런치
072	DAY 9	킹콩 스쿼트 ● 스피드 킹콩 ● 킹콩 롤링 ● 스카이 레그레이즈 ● 스트레이트 촙 크런치 ● 더블 크런치 ● 킹콩 크런치
079	DAY 10	킹콩 점프 ● 웨이브 푸시업 ● 데드리프트 ● 밴드 컬 ● 밴드 킥백 ● 스카이 레그레이즈 ● 스트레이트 촙 크런치 ● 더블 크런치 ● 킹콩 크런치
088	DAY 11	웨이브 푸시업 ● 킹콩 롤링 ● 데드리프트
091	DAY 12	스피드 킹콩 ● 밴드 킥백 ● 밴드 컬 ● 킹콩 점프
095	DAY 13	킹콩 스쿼트 ● 킹콩 점프 ● 데드리프트 ● 쉬림프 점프

099	DAY 14	스피드 킹콩 • 킹콜 롤링 • 킹콩 크런치 • 킹콩 스쿼트 • 데드리프트
104	DAY 15	스카이 레그레이즈 • 스트레이트 촙 크런치 • 더블 크런치 • 킹콩 크런치 • 데드리프트 • 킹콩 롤링
110	DAY 16	웨이브 푸시업 • 킹콩 롤링 • 데드리프트 • 스카이 레그레이즈 • 스트레이트 촙 크런치 • 더블 크런치 • 킹콩 크런치
117	DAY 17	스피드 킹콩 • 밴드 킥백 • 밴드 컬 • 킹콩 점프 • 스카이 레그레이즈 • 스트레이트 촙 크런치 • 더블 크런치 • 킹콩 크런치
125	DAY 18	킹콩 점프 • 킹콩 스쿼트 • 데드리프트 • 쉬림프 점프 • 스카이 레그레이즈 • 스트레이트 촙 크런치 • 더블 크런치 • 킹콩 크런치
133	DAY 19	스피드 킹콩 • 킹콩 롤링 • 킹콩 크런치 • 킹콩 스쿼트 • 데드리프트 • 스카이 레그레이즈 • 스트레이트 촙 크런치 • 더블 크런치 • 킹콩 크런치
142	DAY 20	스카이 레그레이즈 • 스트레이트 촙 크런치 • 더블 크런치 • 킹콩 크런치 • 킹콩 롤링 • 데드리프트 • 스카이 레그레이즈 • 스트레이트 촙 크런치 • 더블 크런치 • 킹콩 크런치

킹콩핏과 함께하면 좋은 운동

154	**집에서 할 수 있는 소도구 운동**
155	덤벨 크런치
156	덤벨 힙 레이즈
157	덤벨 스윙
158	볼 플래쉬
159	체어 트라이셉스 익스테이션
160	밴드 싯업
161	**헬스장에서 할 수 있는 100개 치기**
162	랫 풀다운
163	벤치 프레스
164	스쿼트
165	데드리프트
166	**다이어트 복싱**
167	기본 동작
172	연속 동작
178	**통증 완화 스트레칭**
179	허리
180	무릎
181	어깨
182	골반

알아두기

1 운동 날짜와 순서
운동을 하는 날과 그 날의 운동 순번을 알려줍니다.

2 색인
20일의 본운동에서 책의 끝부분에 날짜를 넣어, 책을 덮거나 펼쳤을 때 시각적으로 날짜를 한 눈에 인지할 수 있게 했습니다.

3 운동 순서 표시
운동 순서는 번호대로 실시하며, 번호가 적힌 운동은 기록된 시간만큼 머물거나 반복해야 하는 운동을 말합니다..
예를들어, 10회라고 하면 번호가 적힌 순서 한 번씩 했을 때 1회로서 10번 반복하라는 의미이고, 8초라고 하면 각각의 번호가 적힌 동작에서 8초간 머무르는 것을 말합니다.

4 준비자세
처음 자세가 바르게 되어야 다음 자세로 이어갈 수 있기 때문에 동작에 대한 내용이 상대적으로 상세하게 설명되어 있습니다.
준비자세는 상단에 나와있는 시간이나 횟수에 영향을 받지 않습니다.

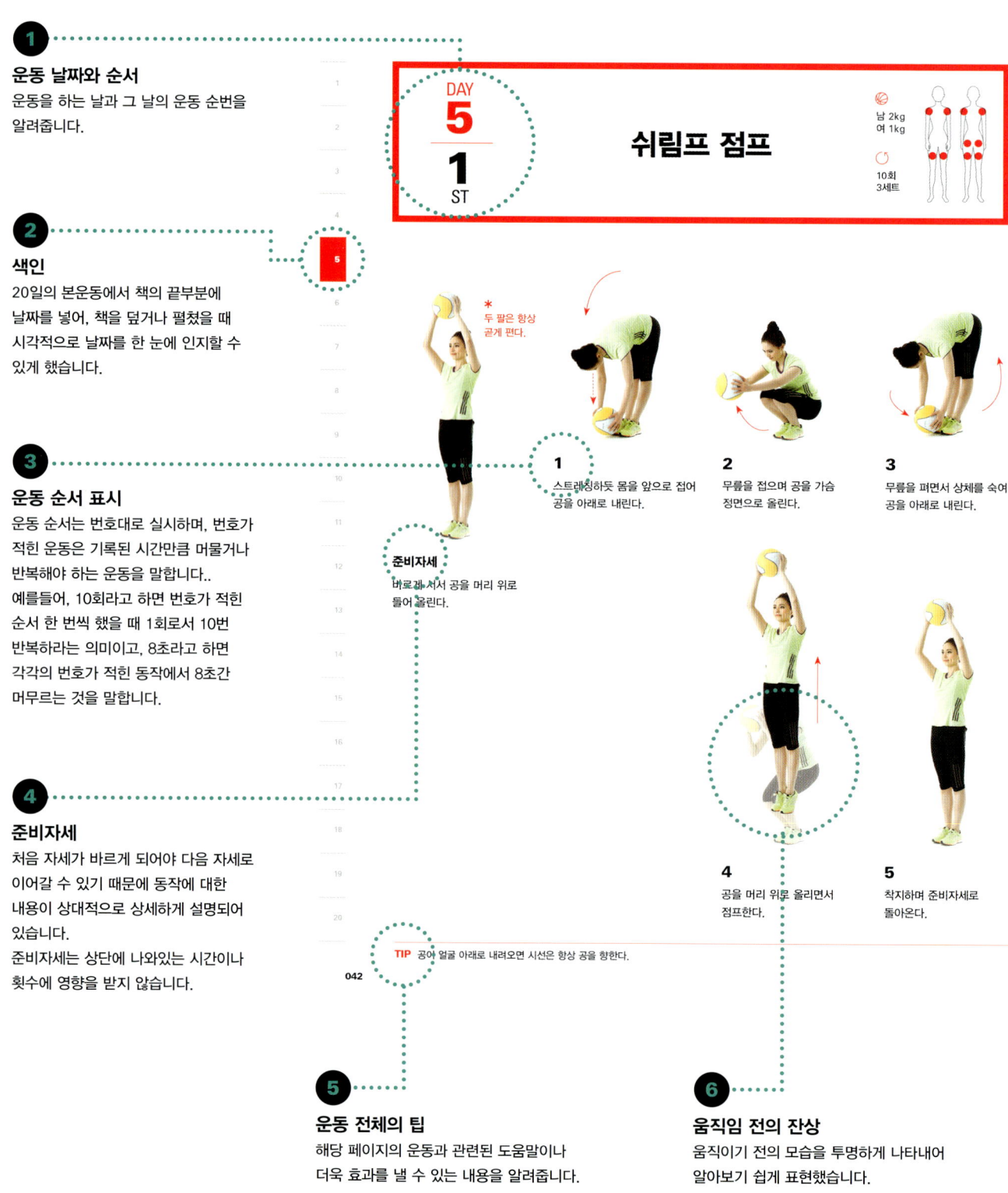

5 운동 전체의 팁
해당 페이지의 운동과 관련된 도움말이나 더욱 효과를 낼 수 있는 내용을 알려줍니다.

6 움직임 전의 잔상
움직이기 전의 모습을 투명하게 나타내어 알아보기 쉽게 표현했습니다.

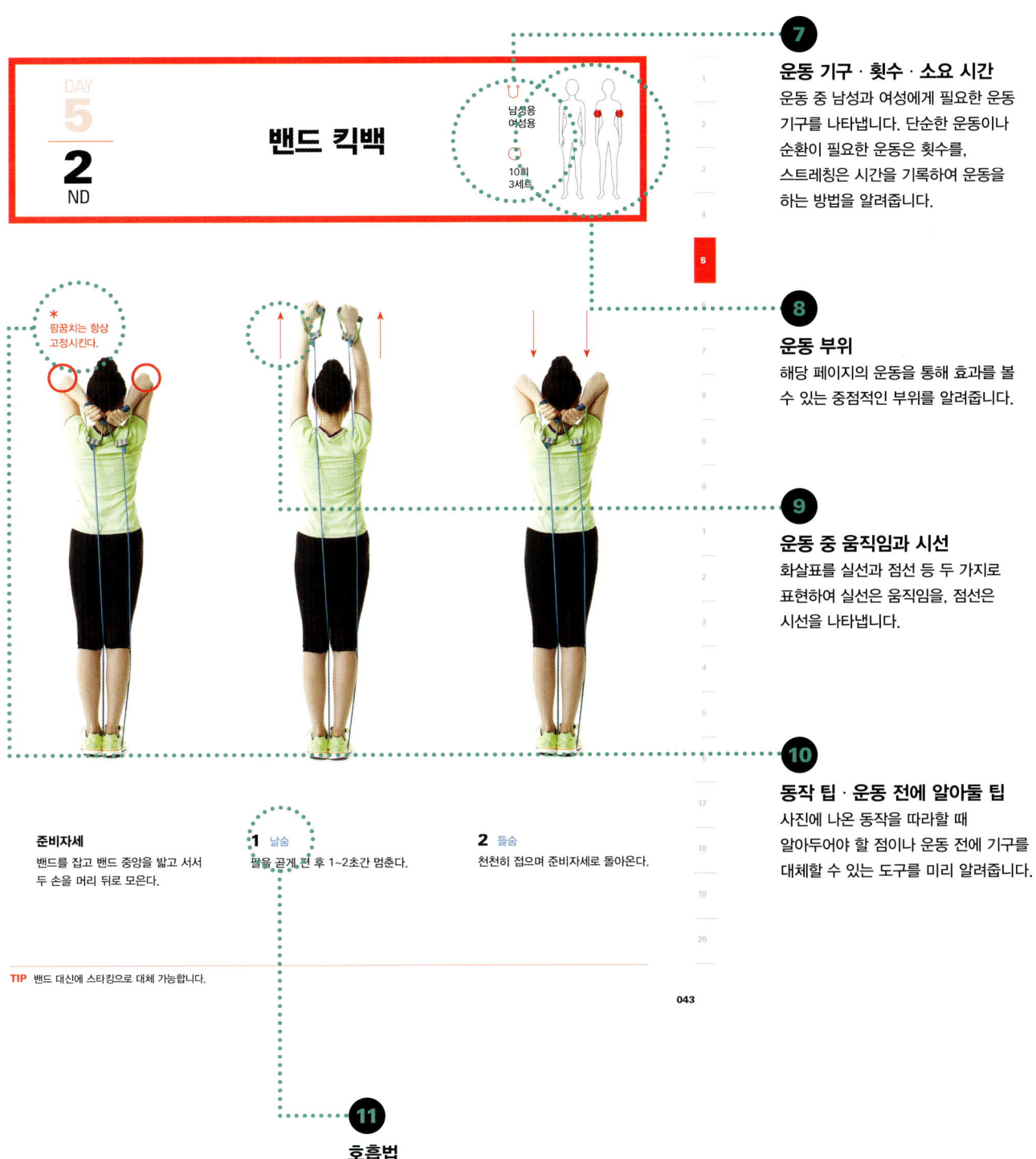

킹콩이 말하는 올바른 운동법

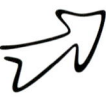

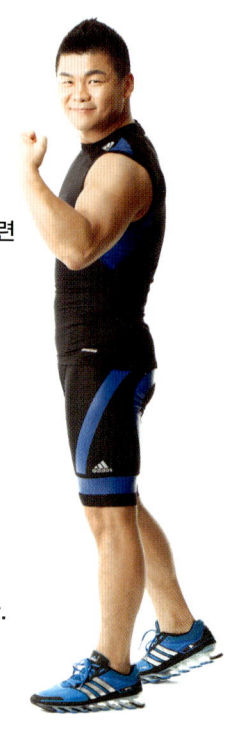

킹콩핏이란?

프로 권투와 국가대표로 활동하면서 체중 감량과 체력을 키우는 운동법과 특수부대에서 7년 동안 받았던 체력 훈련 등을 토대로 만들어 낸 운동에 별칭을 붙여 '<mark>킹콩핏(Kingkong Fitness)</mark>'이라 부르게 되었다. 트레이닝을 받는 사람들이 안전하게 접할 수 있게 다이어트를 하면서 체력을 키우고, 몸매의 라인을 가꾸어 온 운동을 더욱 효과적으로 할 수 있도록 변화를 주었다. 연예인들은 <mark>탄력 있는 몸매</mark>를 만들고 체형을 바로 잡아 <mark>옷을 입었을 때 라인까지 살리는 것</mark>이 우선이기 때문에 운동과 함께 <mark>체형 교정 트레이닝</mark>을 접목 시켰다. 운동을 하는 독자들도 『연예인 몸매 만들기 20일 프로젝트』와 함께 한다면 몸매를 가꾸고 라인을 살릴 수 있을 뿐만 아니라 비대칭인 체형 또한 개선할 수 있다. 킹콩핏은 운동을 하고 난 이후 2~3일 간의 휴식기에도 근육 회복을 위하여 칼로리가 소모되기 때문에 다이어트 및 몸매의 라인을 만드는 데 큰 효과를 보인다. 운동 중간에 쉬는 시간을 유기적으로 바꿔가며 신체의 특정 부분을 단련하는 방법으로 운동 강도를 올리거나 좀 더 다양한 종류의 트레이닝을 병행할 수도 있다.

운동의 열정과 냉정 사이

최근에 퍼스널 트레이닝이나 합숙 트레이닝 등 많은 시간을 들여 근육을 만들거나 다양한 다이어트 프로그램을

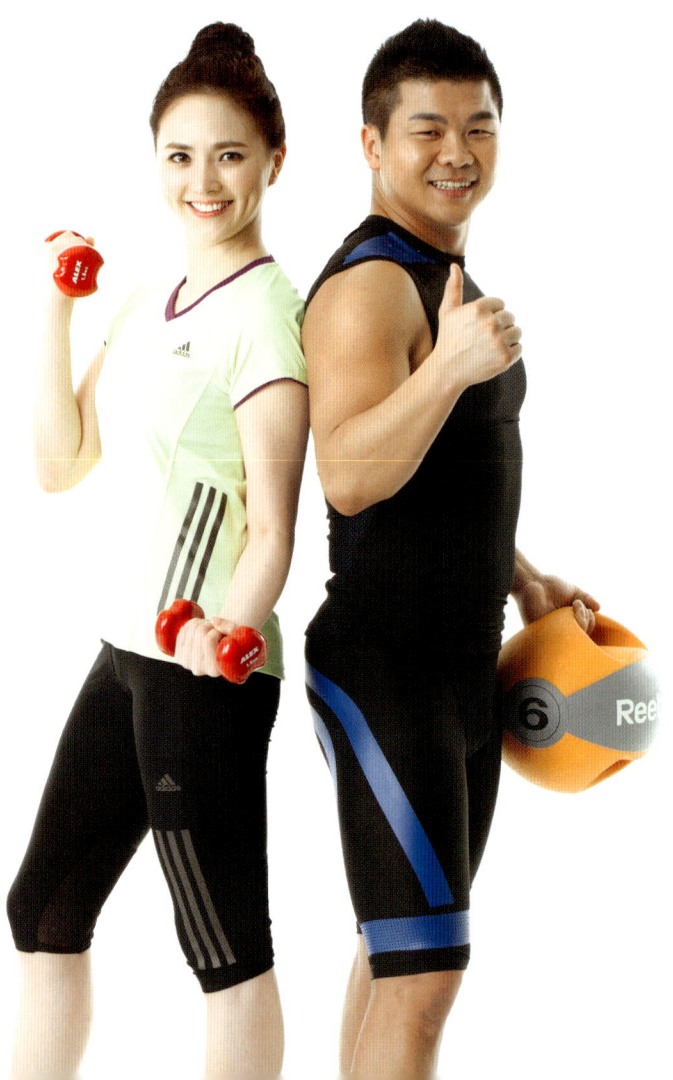

통해 살을 빼는 사람들이 점점 많아지고 있다. 하지만 이런 트레이닝을 받은 다수의 사람들 중 트레이닝 이전의 몸무게나 몸매로 돌아간 사람들을 쉽게 볼 수가 있다. 이런 현상은 무리한 다이어트 식단을 짜면서 운동 프로그램이 강행되었거나 트레이닝을 받고 난 이후에 일상에서 이를 유지할 수 있는 운동습관을 만들지 못한 탓이기도 하다. 그런데 그렇게나마 열심히 하는 사람들 외에 운동과 거리가 먼 사람들은 헬스장 출입이 작심삼일에 그치거나 운동할 시간이 없을 정도로 너무 바쁜 나머지 자신의 몸을 방치해 두다가 결국엔 건강상의 문제로 병원 신세를 지기도 한다. 운동은 나 자신을 위한 것이기도 하지만 더 넓게 보면 가족의 행복을 위한 것이다. 아무리 바쁘더라도 24시간 동안 쉬지 않고 일하는 사람은 없기 때문에, 당신이 지금 있는 곳에서 단 몇 분만을 투자해서라도 운동을 하도록 하자.

운동을 처음 시작하는 사람에게 가장 중요한 것은?

운동을 처음으로 시작하는 사람들은 자신의 체력과 체형에 맞는 운동을 몸에 익히기 위해서 일정기간 동안은 트레이너의 지도를 받아 운동할 것을 권한다. 이때, 열심히 운동해서 살을 빼고 근육을 만드는 것보다 더 중요한 것은 항상 본인이 할 수 있는 운동습관과 식습관을 기르는 것이다. 대부분의 사람들은 살을 빼거나 몸짱이 되기 위해 노력하는데, 이것을 짧은 기간에 얻는다면 잃는 것 또한 많다는 것을 알아야 한다. 장기적인 목표를 가지고 운동을 하면서 본인에게 맞는 올바른 습관들을 자신의 것으로 만들어, 트레이닝을 받은 이후에도 혼자서 실천할 수 있어야 건강은 물론 몸매 유지의 비결까지 얻을 수 있을 것이다.

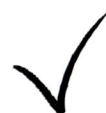

다이어트 식단, 꼭 필요한가?

체중 감량을 목표로 운동을 하는 사람들에게 '식단'은 빠질 수 없는 매우 중요한 요소이다. 체계적인 식단과 함께 운동 프로그램을 병행하게 되면 그렇지 못한 운동과는 명확한 차이를 나타내기 때문이다. 다이어트 식단이라고 하면 대부분 저염식이나 무염식으로 이루어져 있으며 단백질 섭취가 거의 대부분이다.

하지만 너무 과도한 다이어트 식단으로 인해 '요요현상'이 나타나는데, 본인이 어렵지 않게 지킬 수 있는 식단을 선택하고 다시 일반식으로 돌아오는 과정에서 요요 같은 부작용이 발생하지 않도록 식생활과 운동 습관을 갖는 것이 우선이라고 생각한다.

필자는 개인 트레이닝을 맡았던 연예인이나 방송인들에게 특별한 다이어트 식단을 짜주지 않는다. 물론 짧은 시간 안에 최적의 식단과 강도 높은 운동으로 효과를 낼 수 있고 실제로 그랬던 경험도 많이 있지만 그것은 오래 전의 이야기이고, 운동을 하는 사람의 건강을 생각하고 운동 후유증을 막기 위해서라도 더 이상 그런 운동법을 추천하지는 않는다. 그렇다고 아무렇게나 마음껏 먹으라는 것은 더더욱 아니다. 단백질과 식이섬유, 탄수화물 등 일반적으로 먹는 가정식을 먹되, 과식하는 습관을 버리고 허리와 배에 힘을 주며 걷는 습관을 기른다면 보다 안전하고 건강한 운동이 될 것이다.

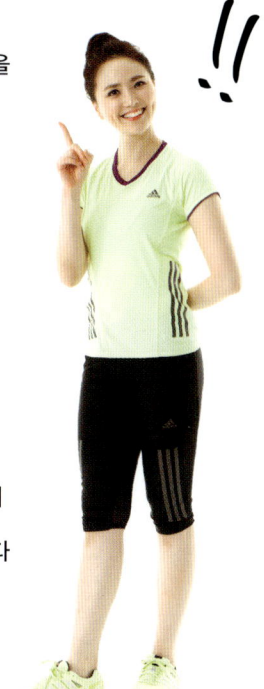

다이어트는 체력이 우선이다!

다이어트를 단기간에 끝내기란 힘들기도 하고, 사실상 불가능한 일이다. 만일 일반인이 아닌 운동선수라면 단 며칠 만에도 10kg 감량은 가능하지만, 그들은 그만큼의 훈련 양을 소화할 수 있고 강한 정신력으로 무장되어 있기 때문에 가능한 이야기다. 일반인이 단기간에 다이어트를 하려고 한다면 신체 리듬이 깨져 몸에 무리가 갈 뿐만 아니라 운동 이후에 찾아오는 후유증에 시달릴 수밖에 없다. **다이어트는 기초 트레이닝을 통해 순차적으로 체력을 먼저 늘리는 것이 중요**하다. 체력이 점차 좋아지는 동안에 근지구력과 심폐지구력을 향상시켜 보다 효율적이고 안전한 다이어트를 하는 것이 좋다.

부분 다이어트?

많은 다이어터들이 부분별, 부위별 다이어트에 대해 물어보곤 한다. 신체의 어느 한 부위만 운동한다고 해서 그 부위의 군살이 빠지는 것은 결코 아니다. 우리의 몸은 근육과 골격, 체지방, 수분 등 다양한 것들로 이루어져 있으며, 특히 근육과 골격은 하나하나 연결되어 있어 마치 묶여있는 쇠사슬과 같다. 어느 한 부위만 운동한다고 그 부위의 살만 빠진다면 과연 우리의 몸이 건강하다고 할 수 있을까?

특정 부위의 근육 양을 늘려 신체의 균형을 맞추고 라인을 잡는데 도움을 줄 수 있지만, **특정 부위의 살만 빼는 것은 현실적으로 불가능**하다. 단시간에 효과를 보려고 했던 연예인들은 팔 운동을 해도 전신 운동이 되게 하고, 하체 운동을 하거나 상체 운동을 해도 전신의 근육과 라인이 함께 움직이도록 했기 때문에 짧은 시간에 원하는 몸을 만들 수 있었다.

이 책에서 소개하는 운동들이 마치 부분 운동인 것처럼 운동 효과가 나타나는 부위를 표시하기도 했지만(더욱 효과를 나타내는 부위를 표시한 것) 몇 가지 운동을 제외하고는 사실상 전신운동으로 보는 것이 맞다.

운동은 트레이너가 시켜서 하는 것?
진짜 운동은 본인이 시켜서 하는 것!

『연예인 몸매 만들기 20일 프로젝트』는 이름처럼 실제로 연예인들의 몸을 만들고 가꾸어 준 운동법과 재활 프로그램이다. 연예인들은 바쁜 스케줄 때문에 짧은 시간과 단기간의 운동을 해야 하지만, 상상 이상의 정신력과 프로의식을 가지고 운동을 하기도 하고 시청자들에게 더 좋은 모습을 보여주려고 애쓰기 때문에 상대적으로 더 짧은 시간에 운동의 성과를 낼 수가 있었다.

아무리 양질의 운동 프로그램을 하더라도 운동을 하는 사람이 의지가 없다면 어떤 프로그램을 적용해도 그 운동은 실패 할 가능성이 높다. **강한 의지와 끈질긴 근성을 가지고 운동을 한다면, 어떤 운동 프로그램을 실행해도 성공 할 수 있을 것이라 확신**한다.

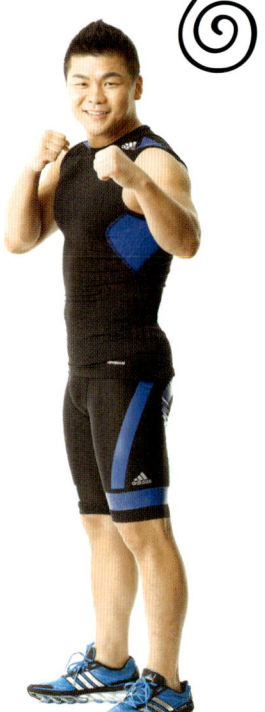

킹콩이 말하는 연예인 몸매 만들기 20일 프로젝트

1 연예인 몸매 만들기 20일 프로젝트는 킹콩 운동법을 알려주는 워밍업, 20일간 꾸준하게 실시하는 본운동, 킹콩 운동법과 함께 하면 좋은 운동으로 나누어져 있습니다.

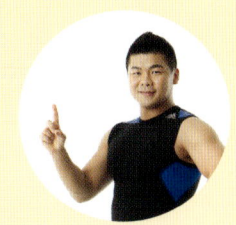

2 대부분의 운동은 맨손으로 하거나 간단한 기구를 사용하지만, 공이나 간단한 생활용품으로 대체할 수 있습니다.

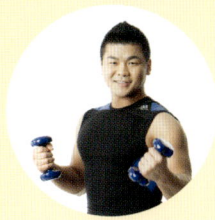

3 연예인 몸매 만들기 20일 프로젝트는 부부나 형제, 연인이나 룸메이트 등 2명 이상이 짝을 이루어 함께 운동하면 더욱 큰 시너지 효과를 누릴 수 있습니다.

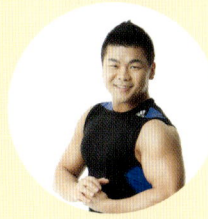

4 20일의 운동이 모두 끝나면 11일에서 20일차까지의 운동을 반복해서 실시합니다. 이때, 개인의 체력을 고려하여 횟수를 정하고 운동을 하는 것이 좋습니다.

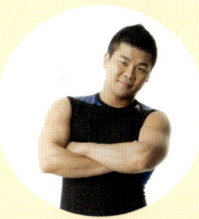

5 운동의 동작을 설명하는 글만 보아도 동작을 알 수 있지만, 투명하게 표현한 움직임 전의 모습과 화살표 등을 통해 사진만 봐도 쉽게 알아볼 수 있도록 만들었습니다.

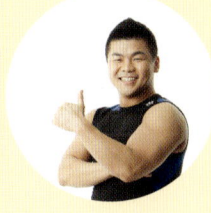

6 일차별로 나온 여러 가지 운동 프로그램에서, 반복되는 운동이지만 사용자를 더 집중하게 하거나 더욱 효과적인 운동이 될 수 있도록 팁을 넣어 설명했습니다.

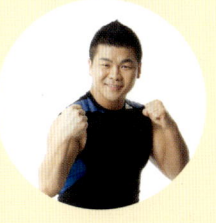

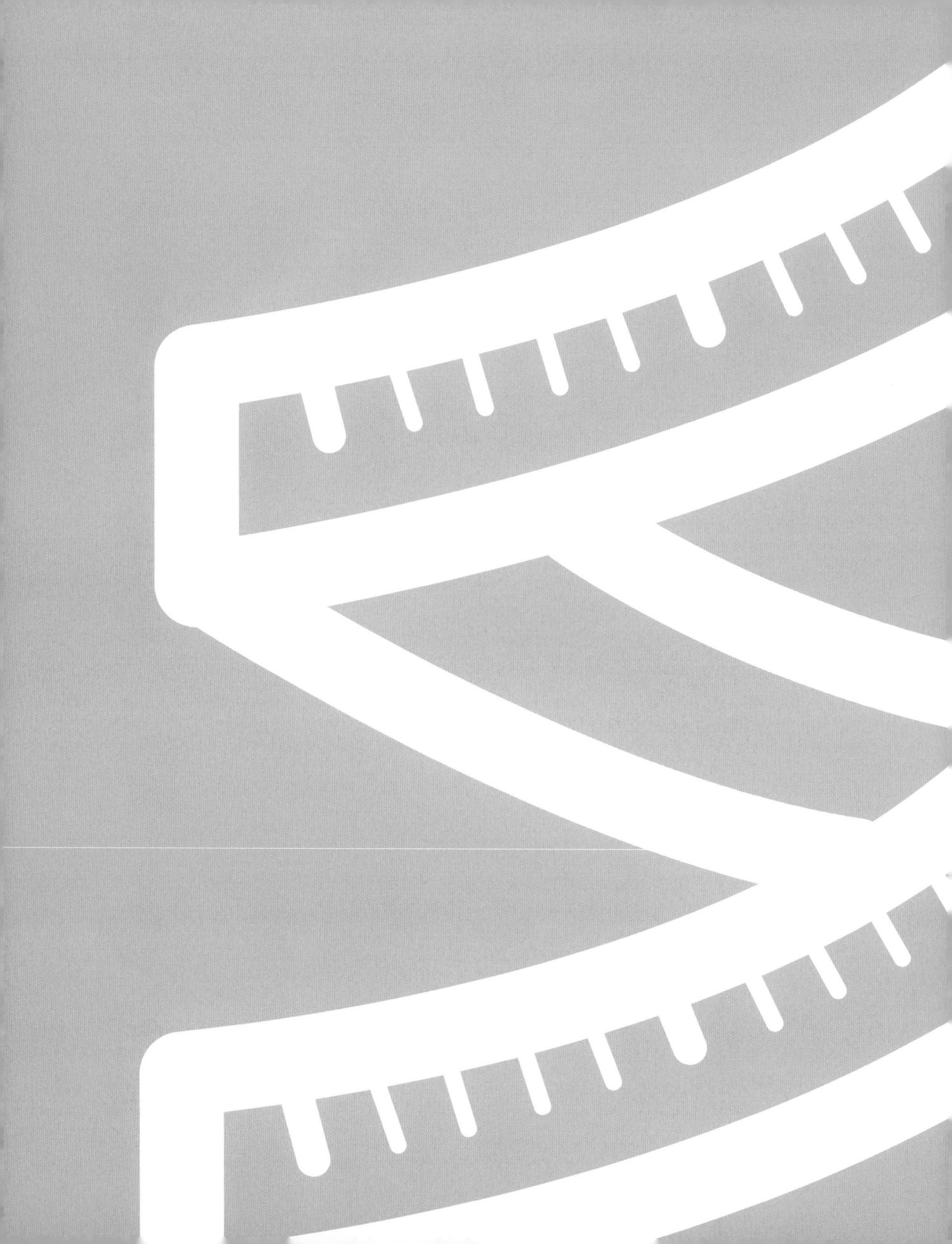

워밍업

준비운동

운동을 시작하기 전,
자연스럽게 호흡하며 관절과 근육을 풀어주세요.

1 관절 풀어주기

손목 + 발목 ⟳ 8회

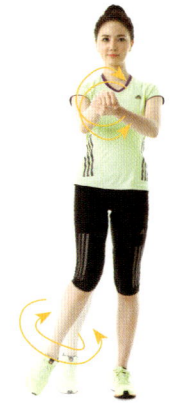 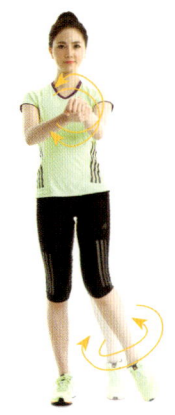

1
오른쪽 손목과 발목을 동시에 좌우로 회전시켜 풀어준다.

2
반대쪽도 동일하게 실시한다.

무릎 ⟳ 8회

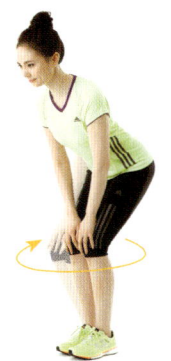 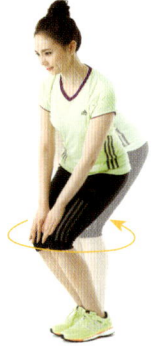

1
양 손을 무릎에 올리고 무릎을 살짝 구부려 오른쪽으로 돌린다.

2
반대쪽도 동일하게 실시한다.

허리 ↻ 4회

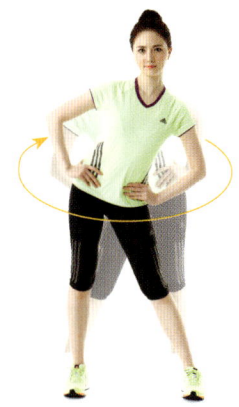

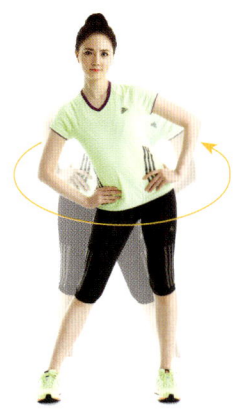

1 양 손을 허리에 올려 오른쪽으로 돌린다.

2 반대쪽도 동일하게 실시한다.

어깨 ↻ 8회

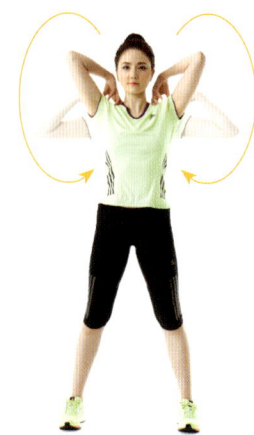

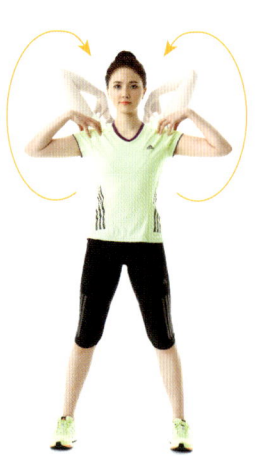

1 두 팔을 접어 어깨에 손을 올리고 앞으로 돌린다.

2 반대쪽도 동일하게 실시한다.

목 ↻ 8회

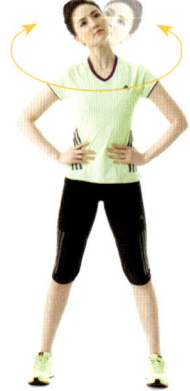

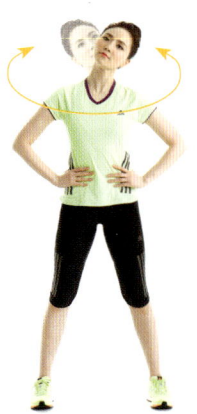

1 양 손을 허리에 올리고 목을 오른쪽으로 돌린다.

2 반대쪽도 동일하게 실시한다.

근육 스트레칭

전신 스트레칭 ⏱ 8초

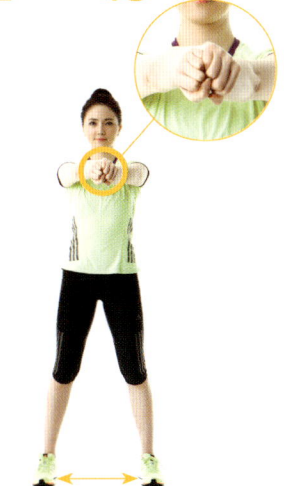

준비자세
두 발을 어깨 너비로 벌리고 양 주먹 안쪽이 마주 보도록 교차시킨다.

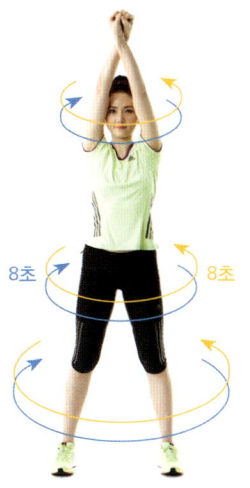

1
몸 전체를 8초씩 좌우로 틀어 이완시킨다.

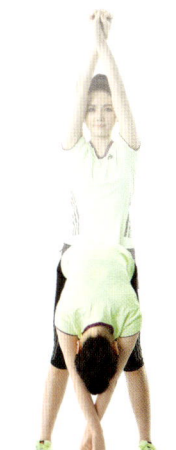

2 날숨
호흡을 뱉으면서 상체를 숙인다.

상완 스트레칭 ⏱ 8초

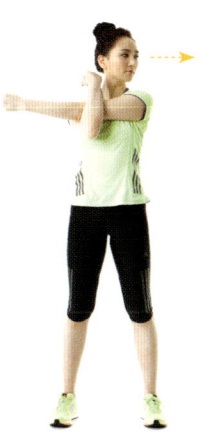

* 시선은 뻗은 팔 반대 방향

1
왼팔을 오른쪽으로 길게 뻗어 오른팔로 누른다.

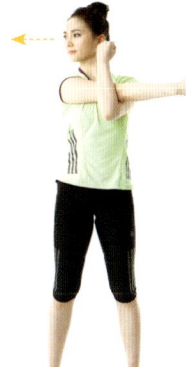

2
반대쪽도 동일하게 실시한다.

TIP 팔을 스트레칭 할 때 허리가 함께 회전하면 스트레칭 효과가 떨어지기 때문에 몸통을 고정한 채로 실시한다.

상완 및 옆구리 스트레칭

 8초

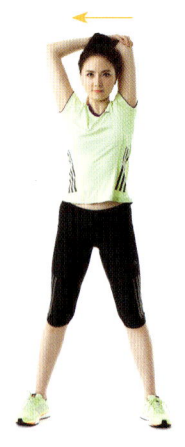 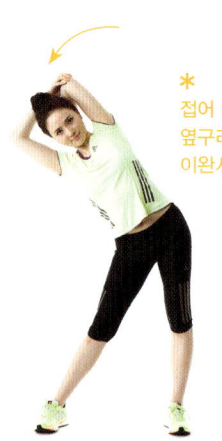 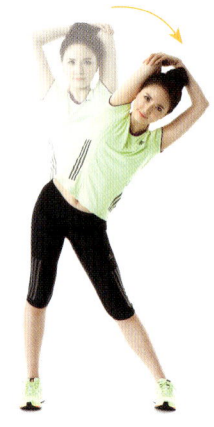

*접어 올린 팔의 뒷부분, 옆구리, 허리의 근육을 이완시켜준다.

준비자세
왼쪽 팔을 접어 머리 뒤로 올리고 오른손으로 왼팔꿈치를 당긴다.

1
하체는 고정한 채로 상체를 오른쪽으로 기울인다.

2
반대쪽도 동일하게 실시한다.

허리 스트레칭

8초

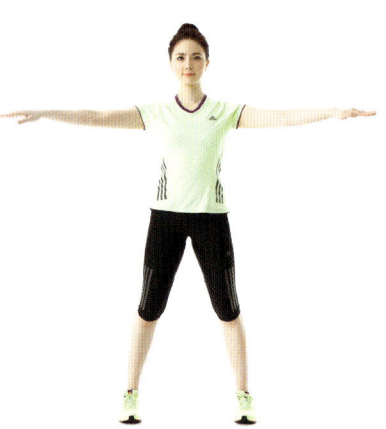 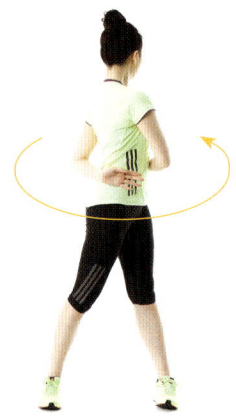 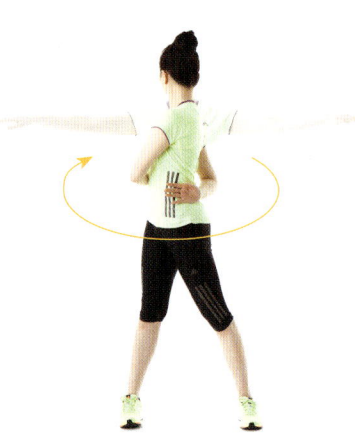

준비자세
다리를 어깨 너비로 벌리고 양팔을 편다.

1
몸통을 왼쪽으로 틀면서 트는 방향으로 양 손을 허리에 내려놓는다.
호흡을 내쉬며 스트레칭을 실시한다.

2
반대쪽도 동일하게 실시한다.

TIP 허리와 관련된 근육을 스트레칭 하면 허리의 피로감을 풀어줄 수 있다.

허벅지 스트레칭 8초

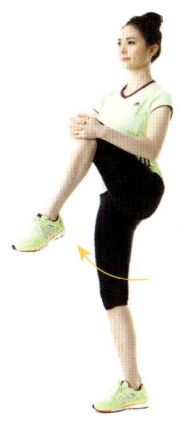 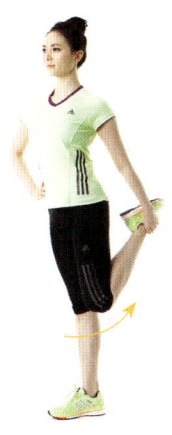 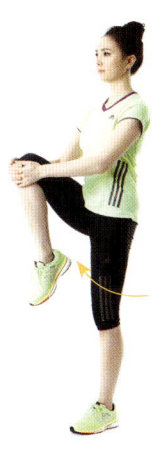 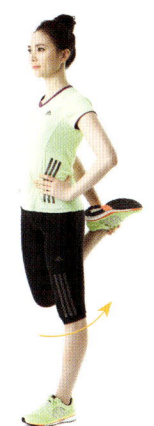

1
왼쪽 무릎을 들어 가슴쪽으로 끌어당긴다.

2
다리를 내리고 뒤로 접어 발목을 잡아당긴다.

3
반대쪽도 동일하게 실시한다.

TIP 중심을 잡을 수 없을 때는 벽이나 의자를 잡거나 보조자의 도움을 받아 실시한다. ● 다리를 올릴 때 상체는 항상 고정된 상태를 유지한다.

골반 스트레칭 8초

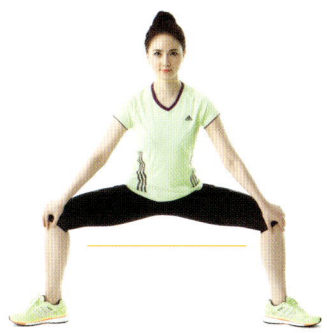 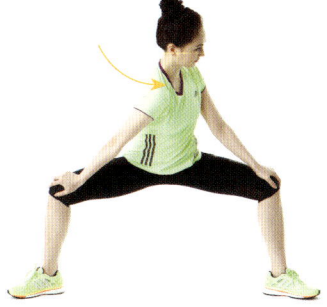 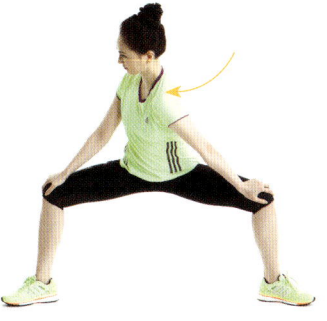

준비자세
허벅지가 지면과 수평이 되도록 발을 넓게 벌리고 양 손을 무릎 위에 올린다.

1
오른쪽 어깨와 무릎을 누르면서 몸을 왼쪽으로 틀어준다.

2
반대쪽도 동일하게 실시한다.

킹콩핏 배우기

본격적인 운동을 하기 전,
킹콩핏의 부분동작을 익히고 가세요.

1 킹콩 스쿼트

부분동작 1 　　　　　　　　　　　　　　　　　　　　　　　10회

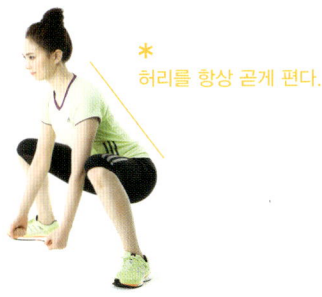
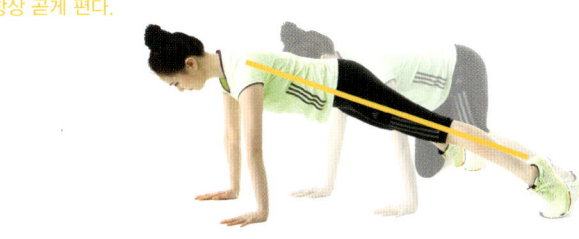
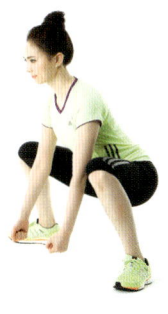

준비자세
다리를 약간 넓게 벌려 골반을 최대한 내린다.

1
손바닥으로 지면을 걸어서 몸통이 일직선이 되면 10초간 정지한다.

✱ 남자는 팔굽혀펴기 1회 실시

2
다시 손바닥으로 걸어와 준비자세를 취한다.

✱ 허리를 항상 곧게 편다.

부분동작 2 　　　　　　　　　　　　　　　　남 2kg 여 1kg　　10회

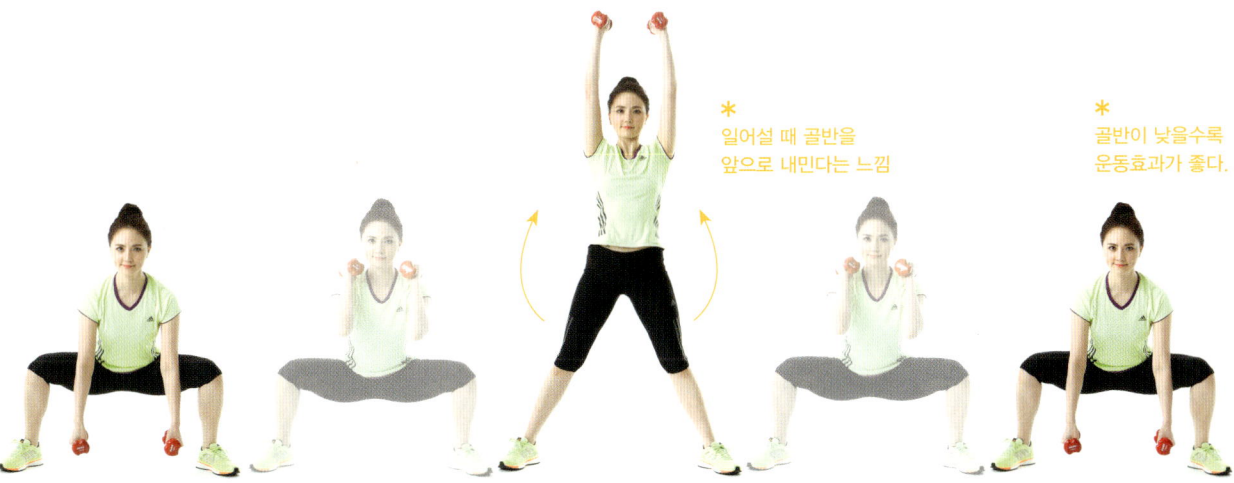

준비자세
다리를 약간 넓게 벌려 골반을 최대한 내린 위치에서 아령을 잡는다.

1
골반과 허리 반동으로 아령을 어깨 높이로 올린 다음 일어나면서 아령을 머리 위로 들어 올린다.

2
아령을 어깨 높이로 내린 다음 준비자세로 돌아온다.

✱ 일어설 때 골반을 앞으로 내민다는 느낌

✱ 골반이 낮을수록 운동효과가 좋다.

TIP 골반의 유연성이 떨어진다면 자세를 처음부터 무리하지 말고 가능한 범위에서 점차 늘려간다.

2 킹콩 점프

부분동작 1

남 2kg 여 1kg · 10회

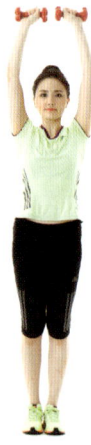 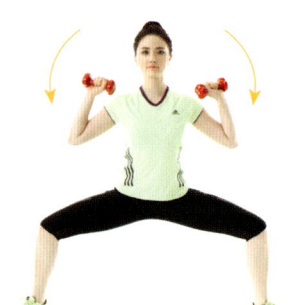 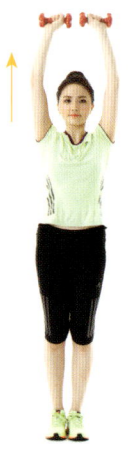

준비자세
아령을 든 두 손을 머리 위로 올리고 두 발을 서로 모은다.

1
가볍게 점프하고 발을 골반보다 넓게 벌리면서 두 손을 어깨 높이로 내린다.

2
다시 점프하면서 준비자세로 돌아온다.

부분동작 2

남 2kg 여 1kg · 10회

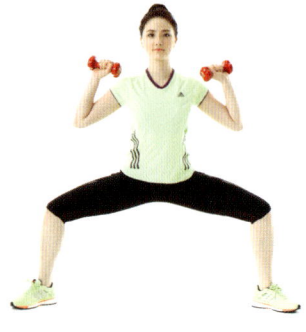 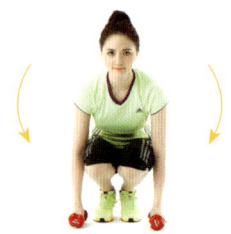 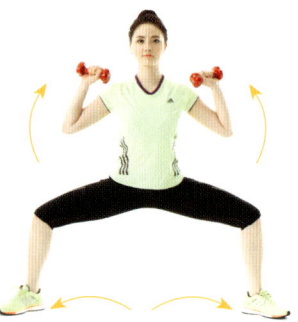

준비자세
아령을 든 두 손을 어깨 높이로 올리고 발을 넓게 벌린다.

1
가볍게 점프하고 발을 모아 앉으면서 두 손을 복숭아뼈 높이로 내린다.

2
점프하면서 준비자세로 돌아온다.

TIP 자세가 숙달되면 아령 대신 봉을 잡고 실시한다.

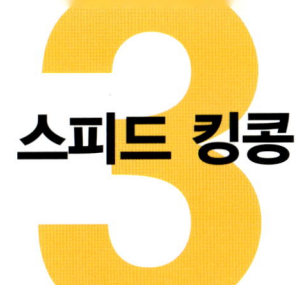

스피드 킹콩

부분동작 1　　　　　　　　　　　　　　　　　　　10~20회 실시

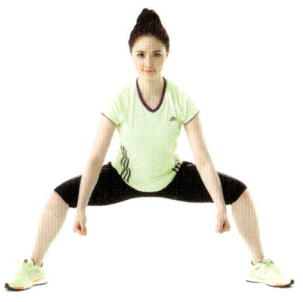
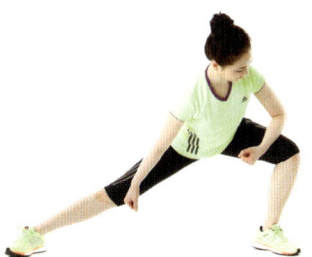
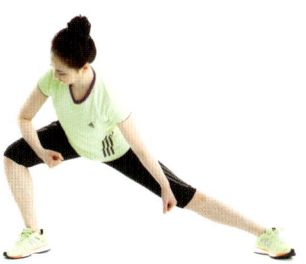

준비자세
발을 넓게 벌려 발바닥을 고정한다.
팔꿈치를 허벅지에 기대고 허리는 곧게 편다.

1
오른쪽 다리를 펴면서 왼쪽 다리
허벅지가 수평이 될 때까지 이동한다.

2
반대쪽도 동일하게 실시한다.

부분동작 2　　　　　　　　　　　　　　　　　　　10~20회 실시

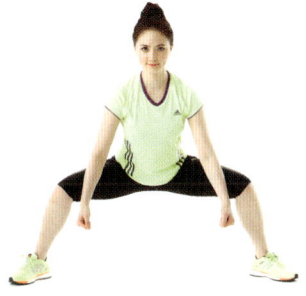
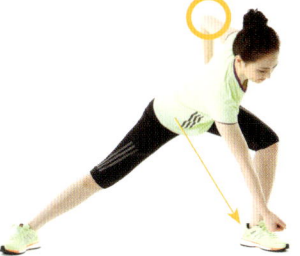
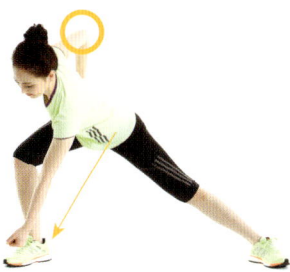

준비자세
발을 넓게 벌려 발바닥을 고정한다.
팔꿈치를 허벅지에 기대고 허리는 곧게 편다.

1
오른쪽 다리를 펴면서 오른손을 왼발에
가져가고, 왼손 팔꿈치는 뒤로 깊숙이 뺀다.

2
두 손을 자연스럽게 앞뒤로 움직이며
반대쪽도 동일하게 실시한다.

TIP 허리를 곧게 펴고 앞으로 과도하게 숙이지 않도록 한다. ● 좌우로 움직일 때, 무릎관절의 가동범위 안에서 안전하게 실시한다.

4 킹콩 롤링

부분동작 1

남 5kg 여 3kg　10회
* 농구공으로 대체 가능

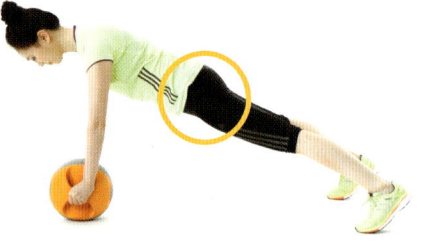
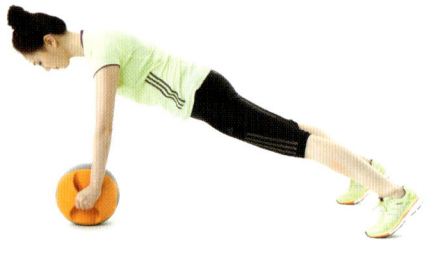

1
바닥 위의 공을 양 손으로 잡고 두 다리를 곧게 편다.
10~20초간 허리 아래부터 엉덩이까지 힘을 준다.

2
힘을 빼고 5초간 쉰다.

부분동작 2

남 5kg 여 3kg　10회

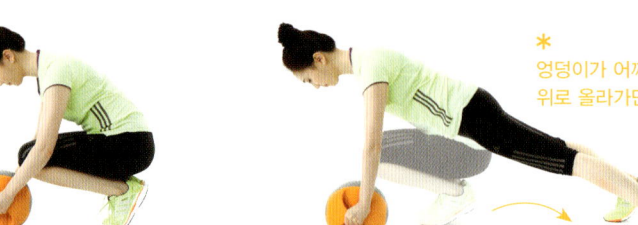
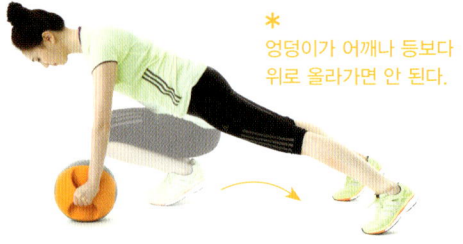
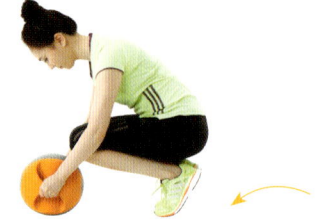

* 엉덩이가 어깨나 등보다 위로 올라가면 안 된다.

준비자세
쪼그려 앉아 공을 두 손으로 잡는다.

1
두 다리를 뒤로 뻗으면서 넓게 벌린다.

2
무릎을 가슴으로 당기면서 준비자세로 돌아온다.

부분동작 3

남 5kg 여 3kg　10회

* 머리가 바닥에 부딪히지 않도록 주의한다.

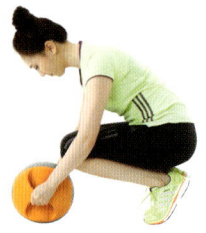
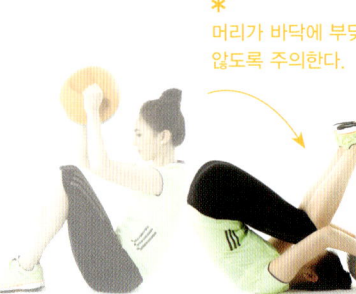
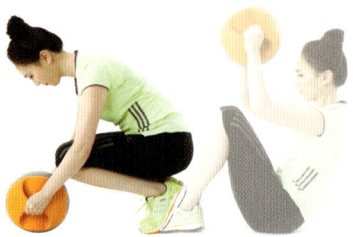

준비자세
쪼그려 앉아 공을 두 손으로 잡는다.

1
뒤로 넘어지면서 공을 바닥에 찍는다.

2
넘어진 반동을 이용하여 다시 올라온다.

5 쉬림프 점프

부분동작 1

🏀 남 2kg 여 1kg   🔄 10회
* 농구공으로 대체 가능

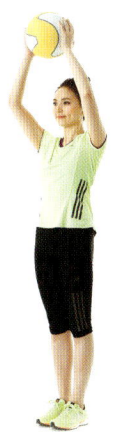

준비자세
바르게 서서 두 손으로 공을 머리 위로 들어 올린다.

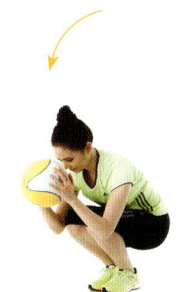

1
공을 가슴 앞으로 내리면서 무릎을 구부린다.

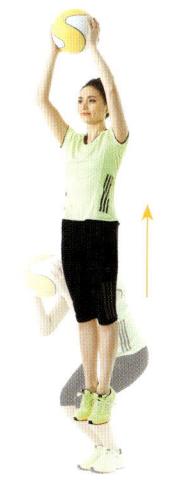

2
공을 머리 위로 올리면서 점프한다.

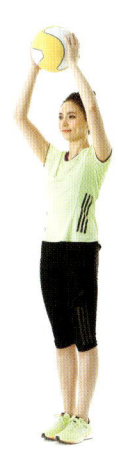

3
착지하면서 준비자세로 돌아온다.

부분동작 2

🏀 남 2kg 여 1kg   🔄 10회

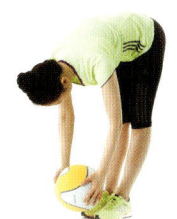

준비자세
스트레칭 하듯 몸을 앞으로 접어 공을 아래로 내린다.

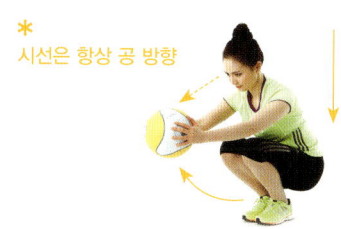

* 시선은 항상 공 방향

1
허벅지와 종아리를 붙여 앉으며 두 손을 가슴 앞으로 뻗는다.

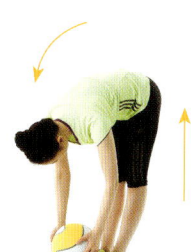

2
무릎을 펴면서 준비자세로 돌아온다.

TIP 메디신 볼처럼 무게가 있는 공을 사용하면 어깨와 엉덩이의 라인을 더 효과적으로 발달시킬 수 있다. ● 앉을 때 고관절에 무리가 가는 사람은 가능한 범위 안에서 실시한다.

스카이 레그레이즈

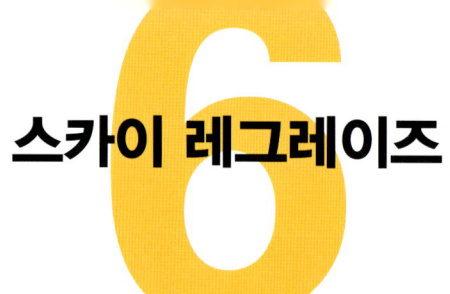

부분동작 1   10회

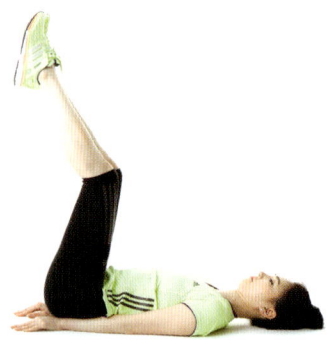
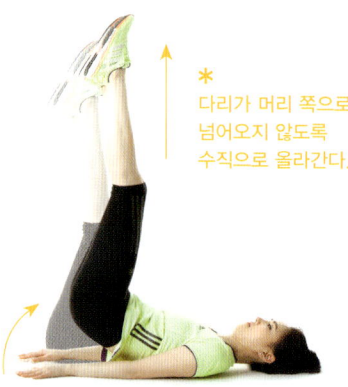
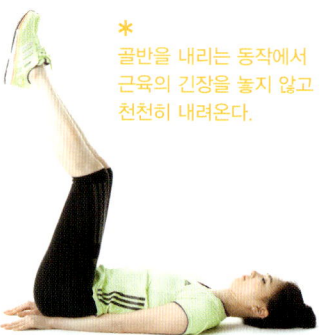

* 다리가 머리 쪽으로 넘어오지 않도록 수직으로 올라간다.

* 골반을 내리는 동작에서 근육의 긴장을 놓지 않고 천천히 내려온다.

준비자세
바른 자세로 누워 양 손은 엉덩이 옆에 놓고 다리를 수직으로 들어올린다.

1
아랫배에 힘을 주면서 골반을 살짝 들어 발끝으로 하늘을 찌른다.

2
준비자세로 돌아온다.

부분동작 2   10회

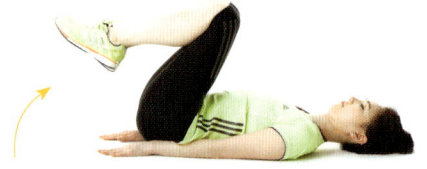
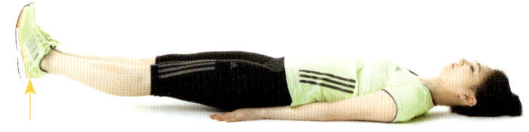
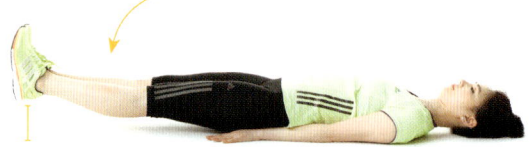

준비자세
바른 자세로 누워 양 손은 엉덩이 옆에 놓고 발뒤꿈치를 지면에서 한 뼘 정도 떨어트린다.

1
무릎을 접어 들어올린다.

2
준비자세로 돌아온다.

7 더블 크런치

부분동작 1　　　　　　　　　　　　　　　　　　　　　　　　　　　　　　　　　10회

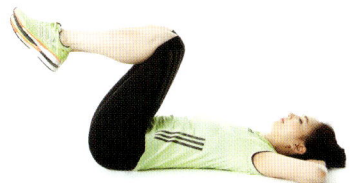
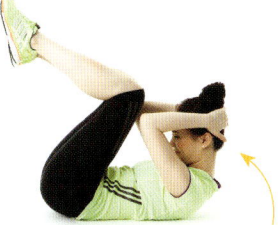

준비자세
바르게 누워 두 손은 머리 뒤에 놓고 하체를 자연스럽게 들어올린다.

* 다리를 높이 올릴수록 효과를 더 줄 수 있다.

1
팔꿈치가 무릎에 닿는 느낌으로 등을 말아주면서 일어난다.

* 팔꿈치가 무릎 바깥쪽을 향하게 하고 무릎을 찍지 않도록 주의한다.

2
준비자세로 돌아온다.

부분동작 2　　　　　　　　　　　　　　　　　　　　　　　　　　　　　　　　　10회

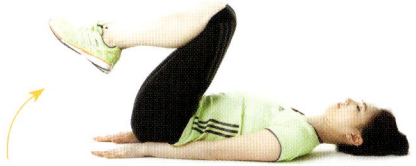
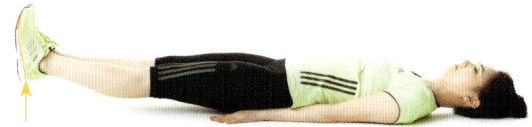
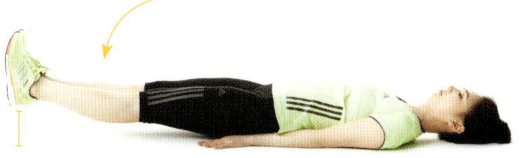

준비자세
바른 자세로 누워 양 손은 엉덩이 옆에 놓고 발뒤꿈치를 지면에서 한 뼘 정도 떨어트린다.

1
무릎을 접어 들어올린다.

2
준비자세로 돌아온다.

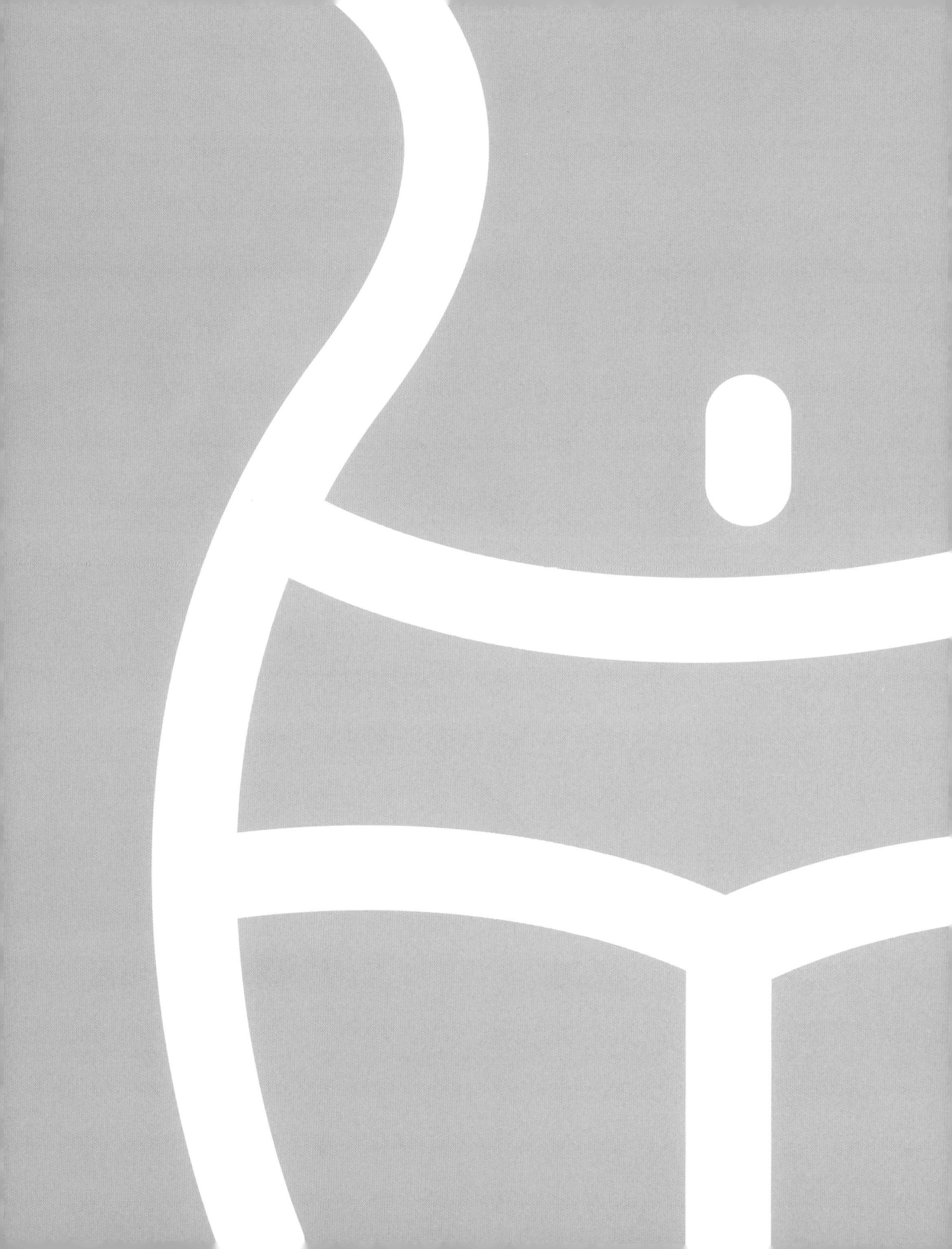

킹콩핏
연예인 몸매 만들기
20일

DAY 1 / 1ST

킹콩 스쿼트

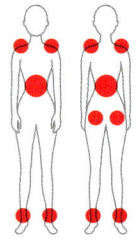

남 2kg
여 1kg

10회
3세트

준비자세
아령을 발 안쪽에 놓고 다리를 넓게 벌려 골반을 최대한 내린다.

*허리를 항상 곧게 편다.

1
손바닥으로 전진해서 몸이 일직선이 되었을 때 잠시 정지한다.

* 남자는 팔굽혀펴기 1회 실시한다.

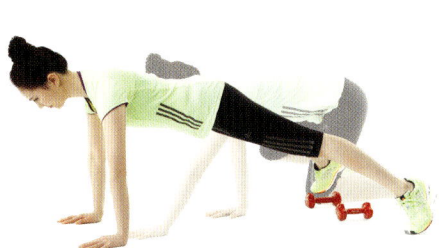

2
준비자세로 돌아와 아령을 잡는다.

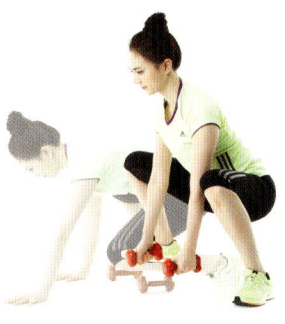

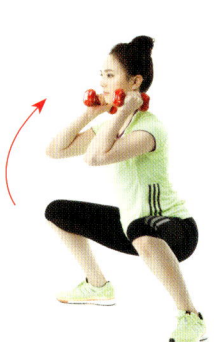

3
골반과 허리의 반동으로 아령을 어깨 위로 올린다.

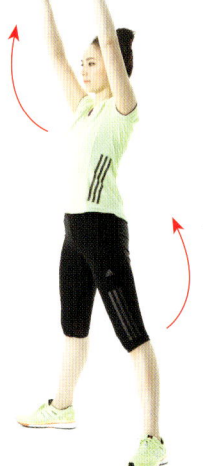

4
엉덩이에서 하체 순서로 힘을 주고 일어나면서 아령을 높이 들어올린다.

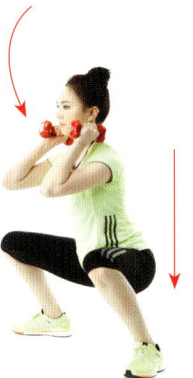

5
아령을 어깨 높이로 내리면서 앉는다.

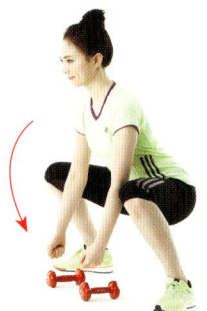

6
바닥에 아령을 내리며 준비자세로 돌아온다.

TIP 킹콩 스쿼트는 골반의 비대칭을 교정하는데 효과적이다. ● 아령 대신 무게가 나가는 공으로 실시하면 어깨의 비대칭을 교정하는데 효과적이다.

DAY 1

2ND

데드리프트

남 2kg
여 1kg

10회
3세트

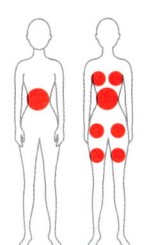

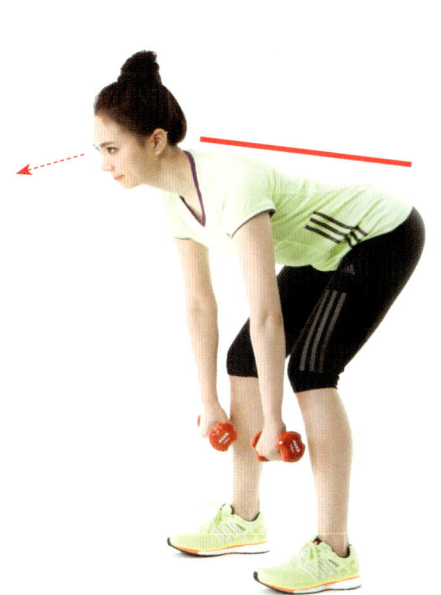
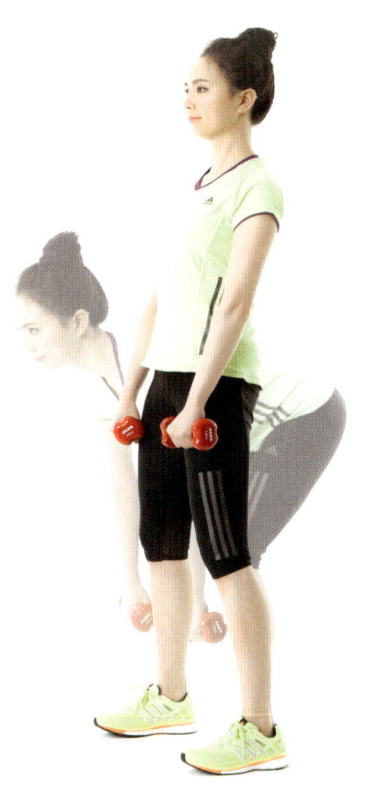
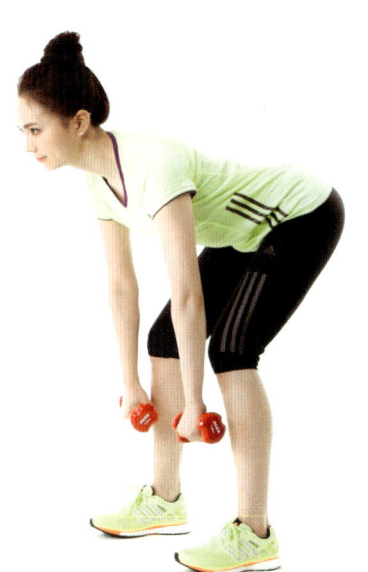

준비자세
아령을 잡고 다리를 어깨 너비로 벌린다. 무릎을 살짝 구부려 상체를 지면과 수평에 가깝게 내린다.

1 날숨
엉덩이에 힘을 주면서 골반을 앞으로 미는 느낌으로 일어선다.

2 들숨
상체를 내리면서 준비자세로 돌아온다.

TIP 시선은 항상 정면을 향하고 허리는 곧게 편다. ● 하체와 엉덩이 힘을 이용해서 골반을 앞으로 밀면 힙업의 효과를 볼 수 있다.

DAY 1 - 3RD

스트레이트 촙 크런치

10회 3세트

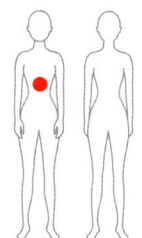

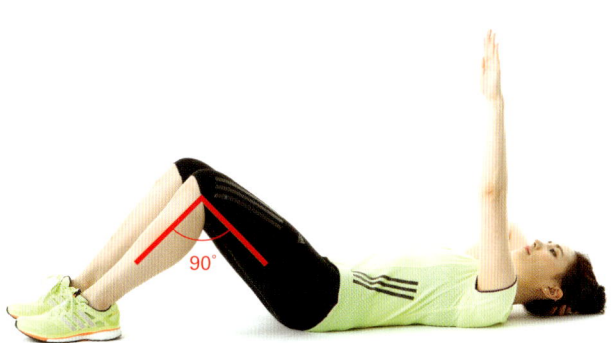

준비자세
바르게 누워 무릎을 직각으로 세우고 오른손은 머리 뒤에, 왼손은 수직으로 편다.

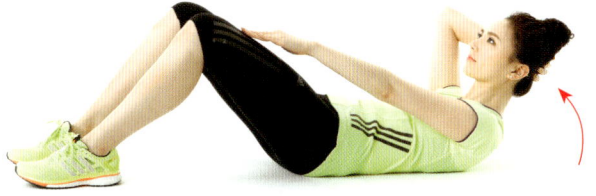

1
윗배에 자극을 느끼면서 뻗은 왼손으로 무릎을 찍는다.

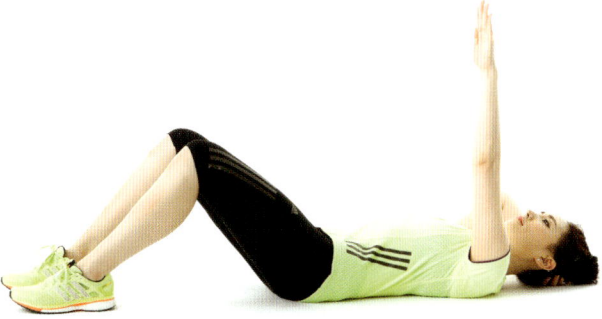

2
준비자세로 돌아온다.
* 횟수를 채운 후 손을 바꿔 동일하게 실시한다.

TIP 목에 과도한 힘을 주지 않고 실시한다. ● 운동 중에 시선은 항상 무릎이나 대각선 아래를 향한다.

DAY 2 / 1ST

킹콩 점프

남 2kg / 여 1kg
10회 3세트

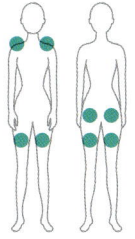

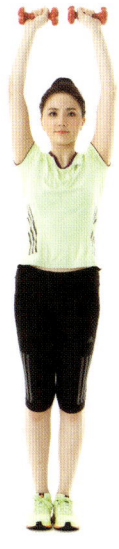

준비자세
두 발을 모으고 서서 아령을 든 두 손을 머리 위로 올린다.

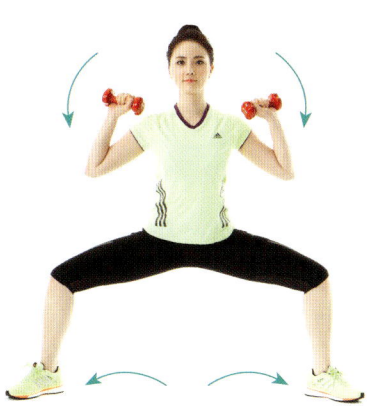

1
가볍게 점프하면서 발을 넓게 벌리고 두 손은 어깨 높이로 이동한다.

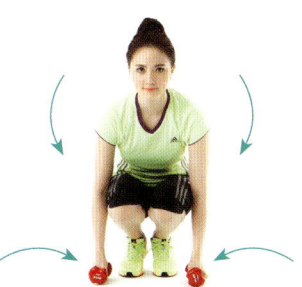

2
다시 가볍게 점프하고 발을 모아 앉으면서 두 손을 아래로 내린다.

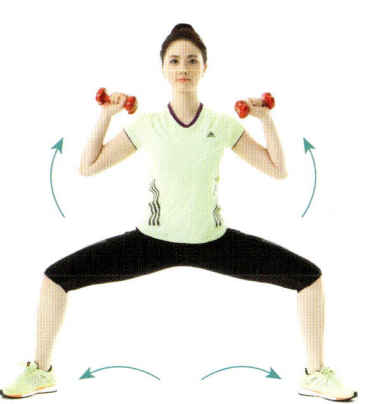

3
힘차게 일어나 가볍게 점프하면서 발을 벌리고 두 손은 어깨 높이로 이동한다.

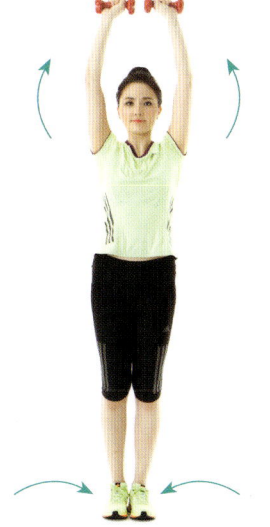

4
가볍게 점프하면서 준비동작으로 돌아온다.

TIP 1~4번까지 네 박자로 운동을 실시할 수 있다. ● 두 손은 수직운동, 다리는 모으고 벌리기를 반복한다.

웨이브 푸시업

DAY 2 / 2ND
10회 3세트

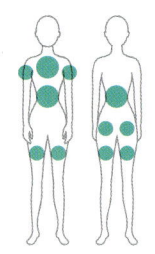

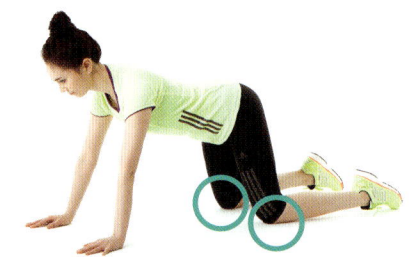
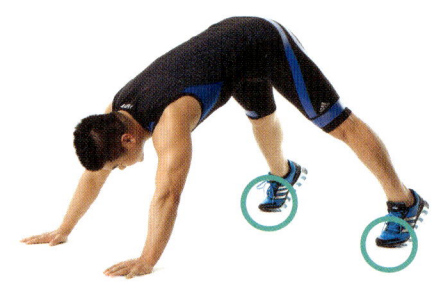

준비자세
다리를 벌려 여자는 무릎,
남자는 발끝을 지면에 고정한
채로 엎드린다.

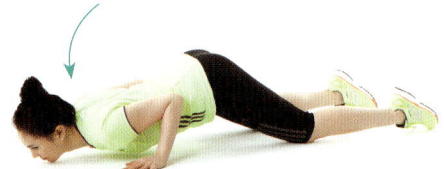
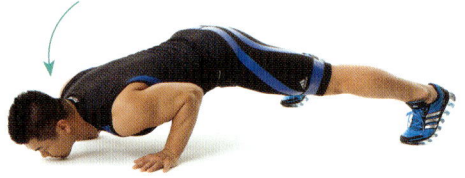

1 들숨
팔을 접으면서 상체만 먼저
바닥으로 내린다.

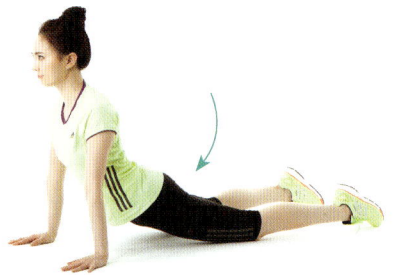
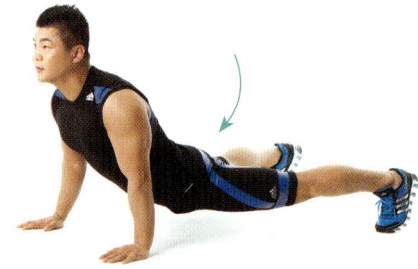

2 날숨
팔을 펴면서 엉덩이를 내린다.

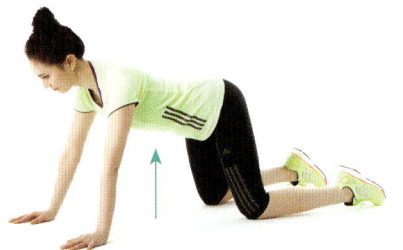
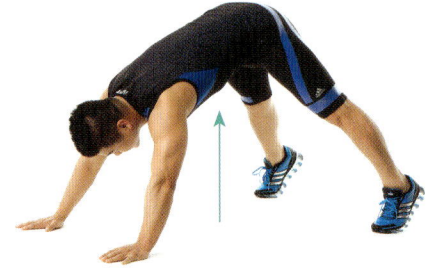

3
엉덩이를 올리며 준비자세로
돌아온다.

스카이 레그레이즈

DAY 2 / 3RD

10회 3세트

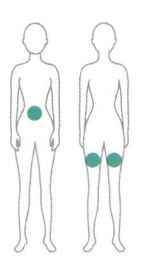

준비자세
바르게 누워 다리를 살짝 들어올린다.

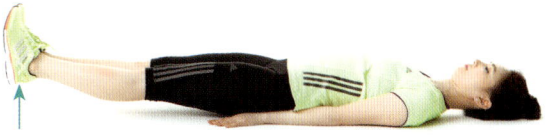

1
아랫배에 힘을 주면서 다리를 접어 올린다.

2
발이 하늘을 찌르듯 수직으로 올리며 골반도 살짝 들어올린다.

3
골반을 내리면서 다리를 접어내린다.

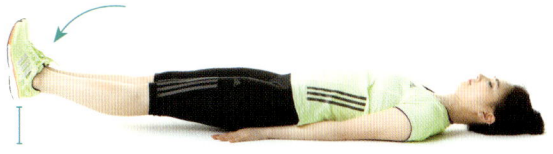

4
다리를 내리며 준비자세로 돌아온다.

TIP 양 손을 머리 뒤에 고정시키면 배 윗부분의 운동을 함께 진행할 수 있다.

DAY 3

1ST

스피드 킹콩

남 2kg
여 1kg

10회
3세트

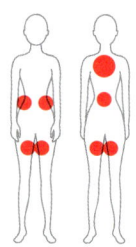

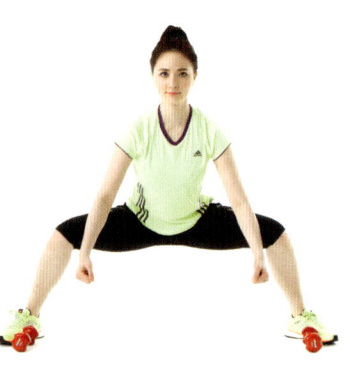

준비자세

발을 넓게 벌려 발 안쪽에 아령을 놓고 팔꿈치를 허벅지에 기댄다.

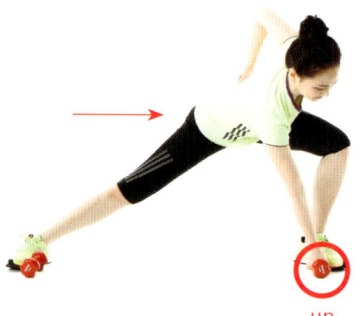
up

1

왼쪽으로 이동하면서 허리를 틀어 오른손으로 아령을 잡고 왼손 팔꿈치는 하늘을 향해 찌른다.

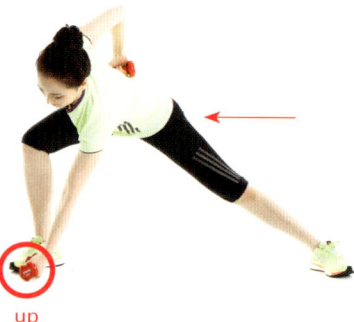
up

2

오른쪽으로 이동하면서 허리를 틀어 왼손으로 아령을 잡고 오른손 팔꿈치는 하늘을 향해 찌른다.

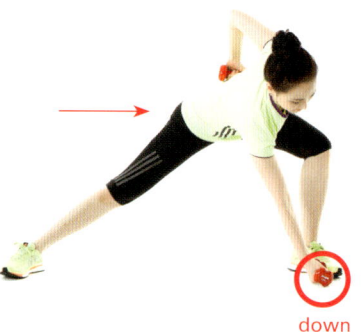
down

3

허리와 골반, 팔꿈치를 같은 방식으로 움직이면서 오른손의 아령을 내려놓는다.

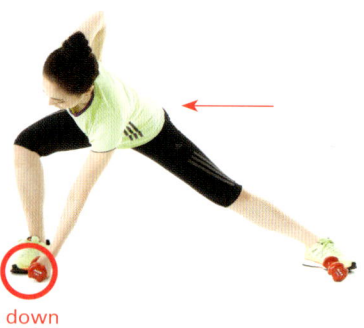
down

4

허리와 골반, 팔꿈치를 같은 방식으로 움직이면서 왼손의 아령을 내려놓는다.

TIP 스피드 킹콩은 등과 허리, 허벅지의 라인을 잡아주는데 효과적이다. ● 허벅지 안쪽의 부분비만(Cellulite) 제거에 효과적이다.

데드리프트

DAY 3 / 2ND

남 2kg / 여 1kg
10회 3세트

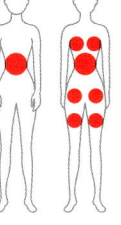

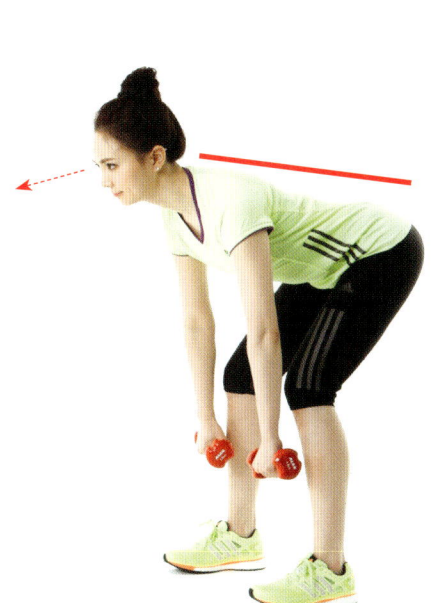
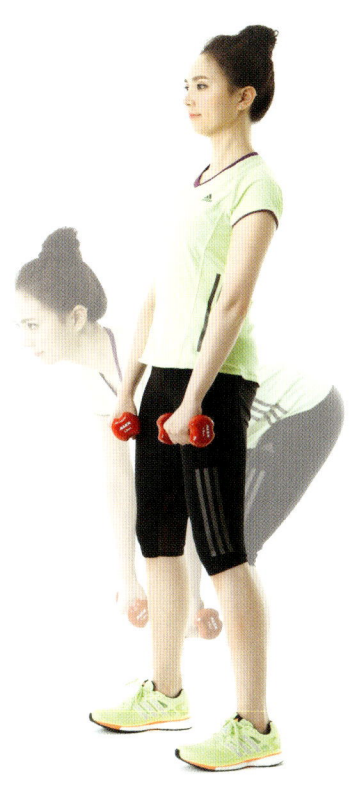
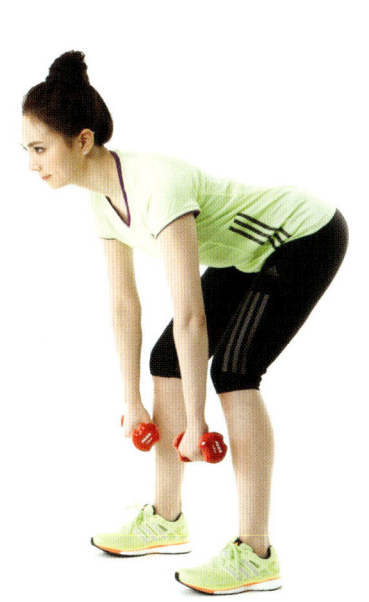

준비자세
아령을 잡고 다리를 어깨 너비로 벌린다. 무릎을 살짝 구부려 상체를 지면과 수평에 가깝게 내린다.

1 날숨
엉덩이에 힘을 주면서 골반을 앞으로 미는 느낌으로 일어선다.

2 들숨
상체를 내리면서 준비자세로 돌아온다.

TIP 시선은 항상 정면을 향하고 허리는 곧게 편다. ● 하체와 엉덩이 힘을 이용해서 골반을 앞으로 밀면 힙업의 효과를 볼 수 있다.

더블 크런치

DAY 3 / 3RD

10회 3세트

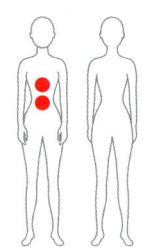

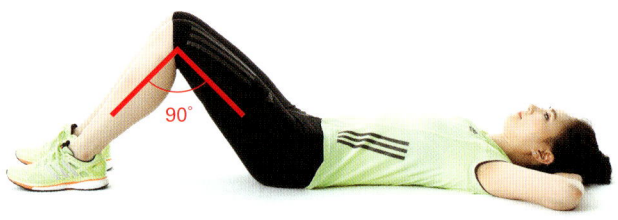

준비자세
바르게 누워 무릎을 직각으로 세우고 두 손은 머리 뒤에 놓는다.

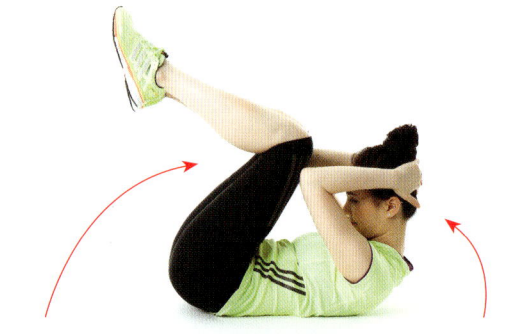

1
상체와 무릎을 동시에 들어올린다.

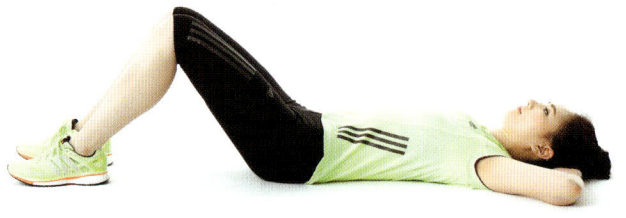

2
상체와 무릎을 내리면서 준비자세로 돌아온다.

DAY 4
1 ST

킹콩 롤링

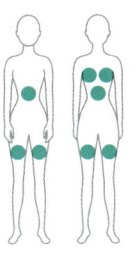

남 2kg
여 1kg

10회
3세트

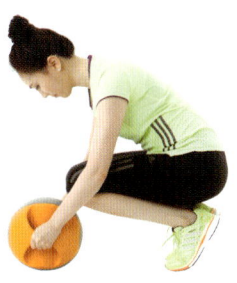

준비자세

바닥에 있는 공을 양 손으로 잡고 무릎을 접어 앉는다.

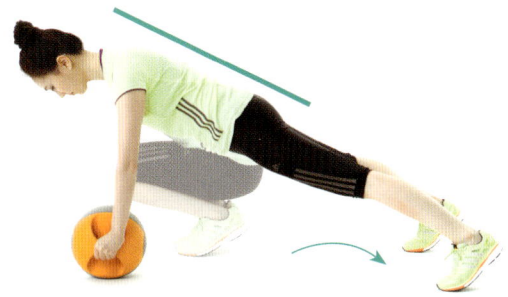

1

두 다리를 뒤로 뻗으면서 넓게 벌린다.

* 5초간 정지한 후 다음 자세로 넘어가면 허리와 골반쪽의 근력을 향상시킬 수 있다.

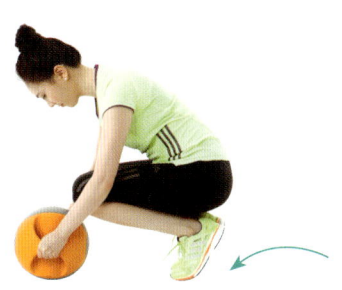

2

다리를 모으며 준비자세로 돌아온다.

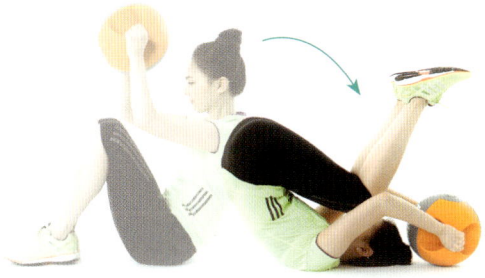

3

뒤로 넘어지면서 바닥에 공을 찍는다.

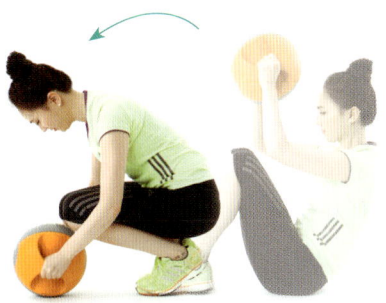

4

넘어진 반동을 이용하여 준비자세로 돌아온다.

DAY 4

2ND — 밴드 컬

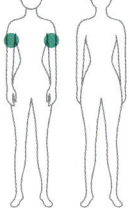

남성용
여성용

10회
3세트

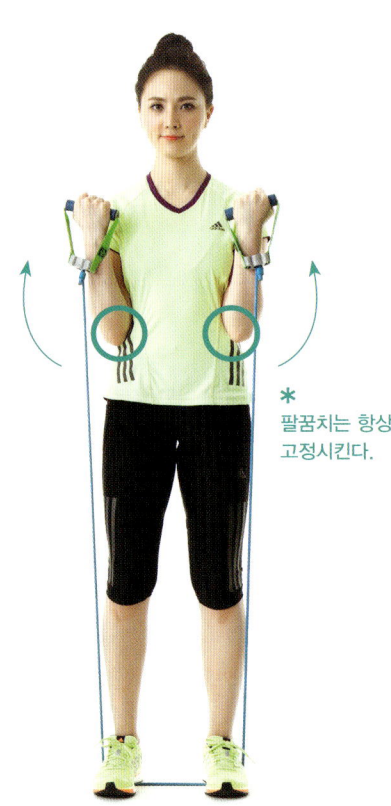

* 팔꿈치는 항상 고정시킨다.

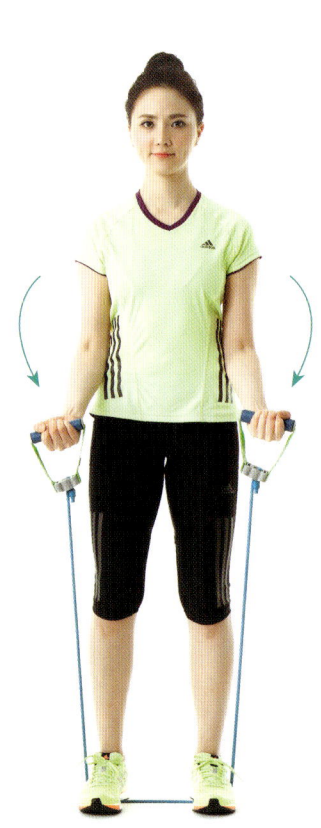

준비자세
밴드 중앙을 밟고 서서 팔을 90% 정도 폈을 때 밴드가 늘어지지 않도록 조정한다.

1 들숨
팔꿈치를 몸에 붙인 상태에서 팔을 접는다.

2 날숨
팔을 펴면서 준비자세로 돌아온다.

TIP 팔을 완전히 펴면 관절에 무리가 가고 근육을 쉬게 하기 때문에 완전히 펴지 않은 상태에서 근 수축을 지속적으로 하는 것이 좋다. ● 밴드 대신 스타킹으로 대체할 수 있다.

DAY 4

3RD

킹콩 크런치

 10회 3세트

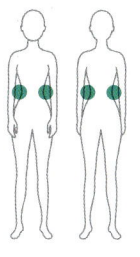

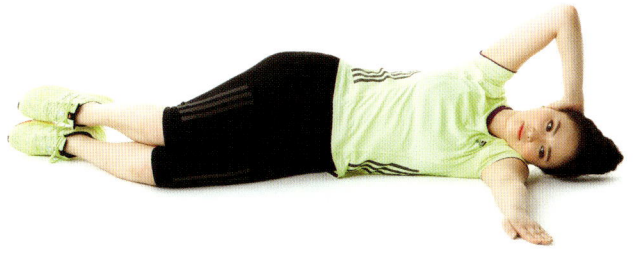

준비자세
옆으로 누워 바닥에 있는 왼손은 앞으로 곧게 펴고 오른손은 머리 뒤에 놓는다.

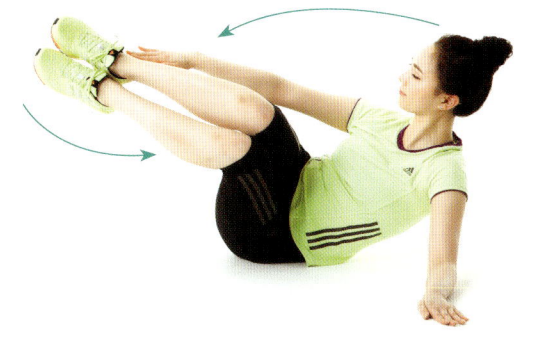

1
팔꿈치로 몸을 지탱하고 무릎을 가슴으로 당기면서 손으로 발뒤꿈치를 찍는다.

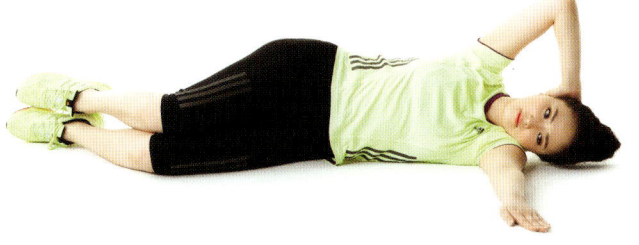

2
상체와 다리를 내리면서 준비자세로 돌아온다.

★ 횟수를 채운 후 손을 바꿔 동일하게 실시한다.

TIP 몸을 지탱하는 어깨를 너무 앞으로 빼면 상체를 지탱하기에 어려움이 있으니 유의한다.

DAY 5 / 1ST

쉬림프 점프

남 2kg
여 1kg

10회
3세트

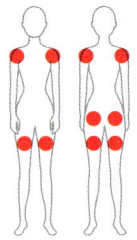

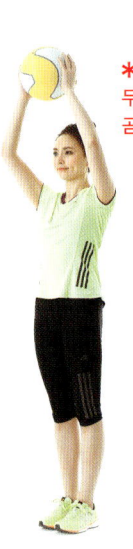

준비자세
바르게 서서 공을 머리 위로 들어 올린다.

* 두 팔은 항상 곧게 편다.

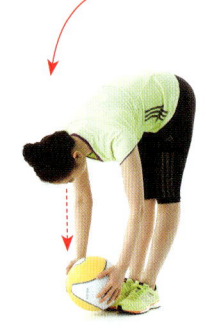

1
스트레칭하듯 몸을 앞으로 접어 공을 아래로 내린다.

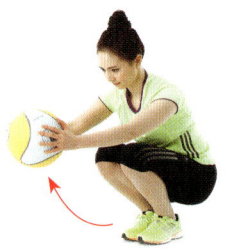

2
무릎을 접으며 공을 가슴 정면으로 올린다.

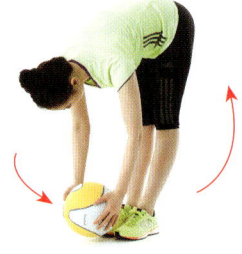

3
무릎을 펴면서 상체를 숙여 공을 아래로 내린다.

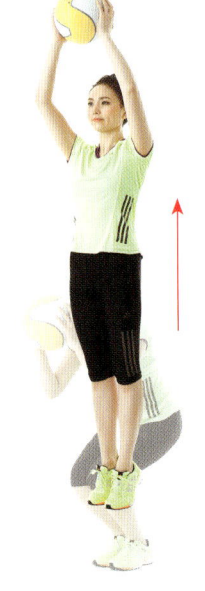

4
공을 머리 위로 올리면서 점프한다.

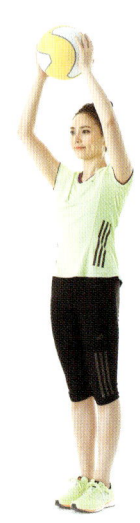

5
착지하며 준비자세로 돌아온다.

TIP 공이 얼굴 아래로 내려오면 시선은 항상 공을 향한다.

DAY 5
2ND

밴드 킥백

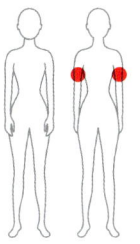

남성용
여성용

10회
3세트

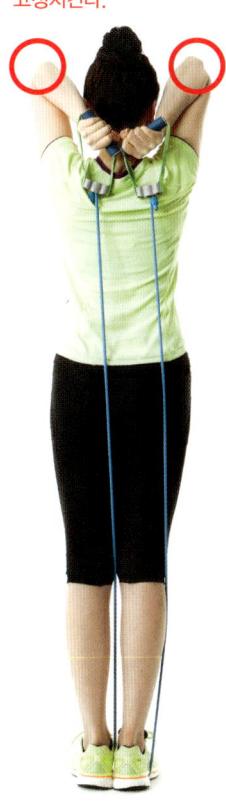

* 팜꿈치는 항상 고정시킨다.

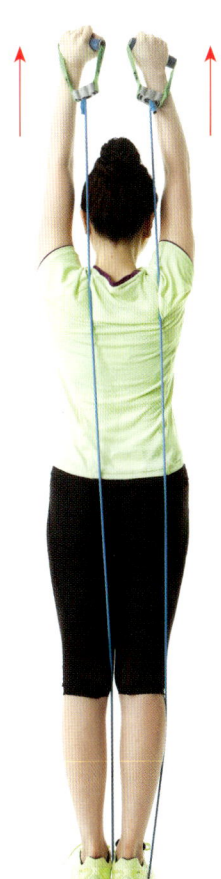

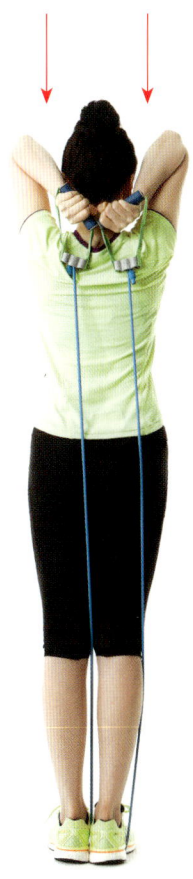

준비자세
밴드를 잡고 밴드 중앙을 밟고 서서 두 손을 머리 뒤로 모은다.

1 날숨
팔을 곧게 편 후 1~2초간 멈춘다.

2 들숨
천천히 접으며 준비자세로 돌아온다.

TIP 밴드 대신에 스타킹으로 대체 가능합니다.

DAY 5 - 3RD

스카이 레그레이즈

10회 3세트

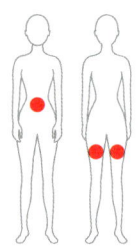

준비자세
바르게 누워 다리를 살짝 들어올린다.

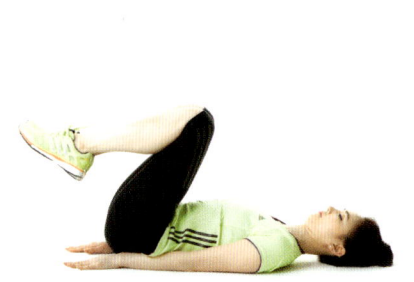

1
아랫배에 힘을 주면서 다리를 접어 올린다.

2
발이 하늘을 찌르듯 수직으로 올리며 골반도 살짝 들어올린다.

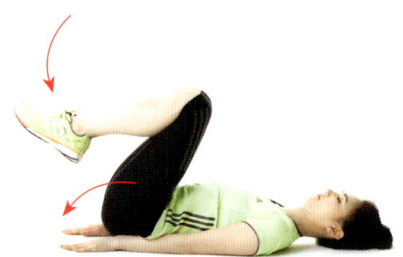

3
골반을 내리면서 다리를 접어내린다.

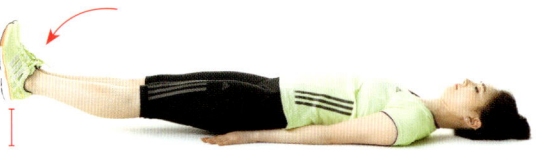

4
다리를 내리며 준비자세로 돌아온다.

TIP 양 손을 머리 뒤에 고정시키면 배 윗부분의 운동을 함께 진행할 수 있다.

스트레이트 촙 크런치

DAY 5 / 4TH · 10회 3세트

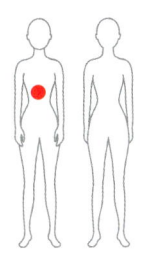

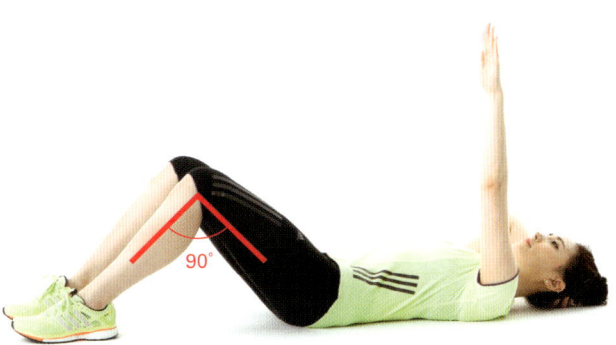

준비자세
바르게 누워 무릎을 직각으로 세우고 오른손은 머리 뒤에, 왼손은 수직으로 편다.

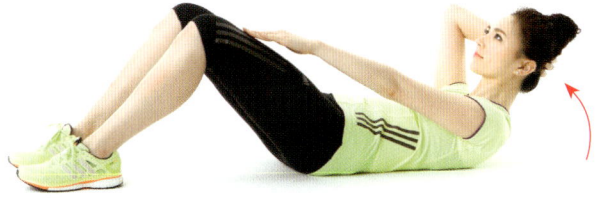

1
윗배에 자극을 느끼면서 뻗은 왼손으로 무릎을 찍는다.

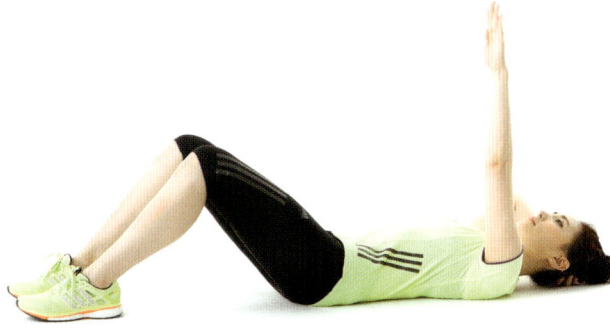

2
준비자세로 돌아온다.
* 횟수를 채운 후 손을 바꿔 동일하게 실시한다.

TIP 목에 과도한 힘을 주지 않고 실시한다. ● 운동 중에 시선은 항상 무릎이나 대각선 아래를 향한다.

더블 크런치

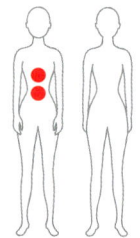

10회
3세트

준비자세
바르게 누워 무릎을 직각으로 세우고 두 손은 머리 뒤에 놓는다.

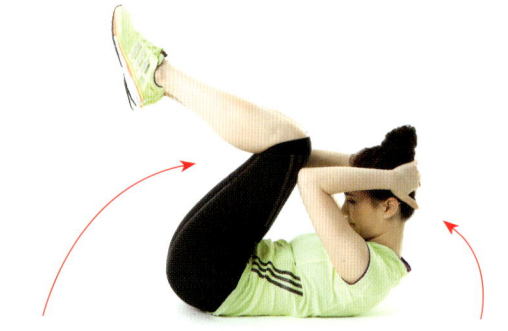

1
상체와 무릎을 동시에 들어올린다.

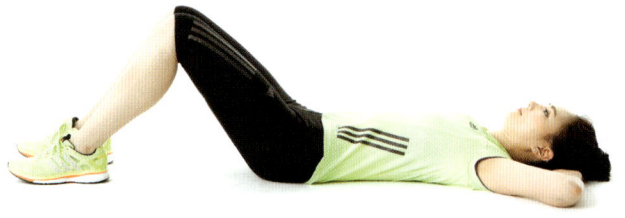

2
상체와 무릎을 내리면서 준비자세로 돌아온다.

DAY 6
1ST

킹콩 스쿼트

남 2kg
여 1kg

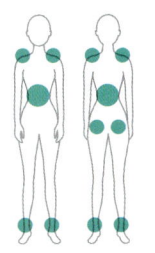
15회
3세트

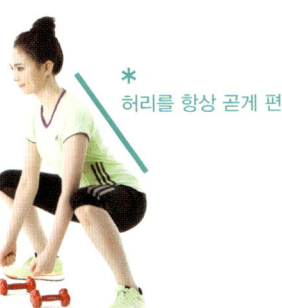
* 허리를 항상 곧게 편다.

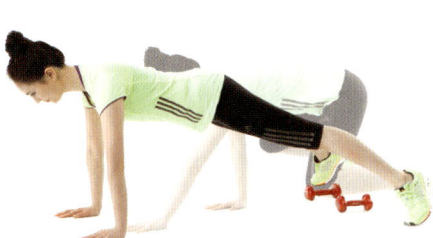

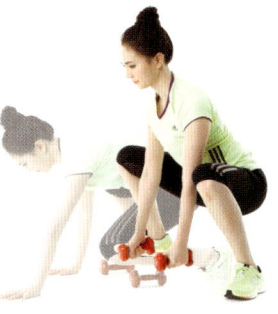

준비자세
아령을 발 안쪽에 놓고 다리를 넓게 벌려 골반을 최대한 내린다.

1
손바닥으로 전진해서 몸이 일직선이 되었을 때 잠시 정지한다.
* 남자는 팔굽혀펴기 1회 실시한다.

2
준비자세로 돌아와 아령을 잡는다.

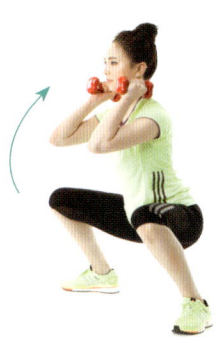

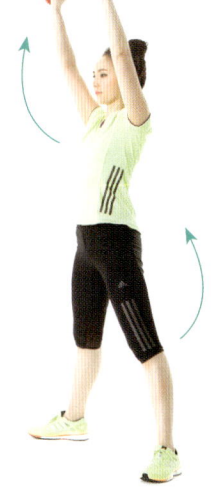

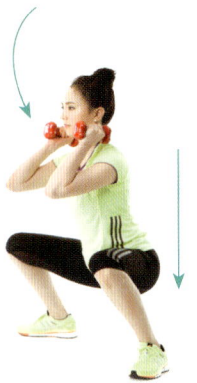

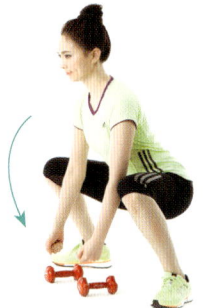

3
골반과 허리의 반동으로 아령을 어깨 위로 올린다.

4
엉덩이에서 하체 순서로 힘을 주고 일어나면서 아령을 높이 들어올린다.

5
아령을 어깨 높이로 내리면서 앉는다.

6
바닥에 아령을 내리며 준비자세로 돌아온다.

TIP 킹콩 스쿼트는 골반의 비대칭을 교정하는데 효과적이다. ● 아령 대신 무게가 나가는 공으로 실시하면 어깨의 비대칭을 교정하는데 효과적이다.

DAY 6

2ND

킹콩 점프

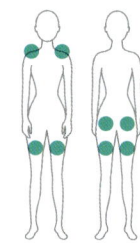

남 2kg
여 1kg

15회
3세트

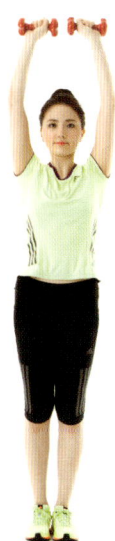

준비자세
두 발을 모으고 서서 아령을 든 두 손을 머리 위로 올린다.

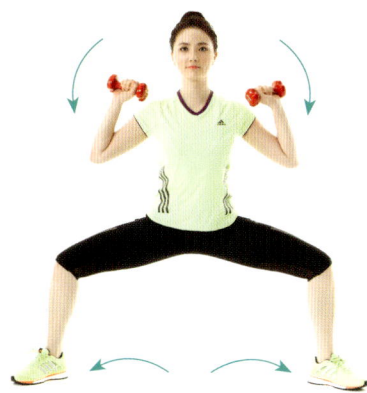

1
가볍게 점프하면서 발을 넓게 벌리고 두 손은 어깨 높이로 이동한다.

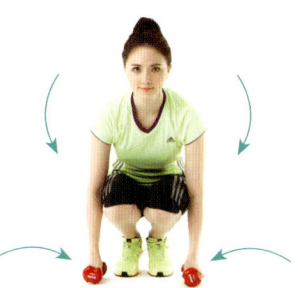

2
다시 가볍게 점프하고 발을 모아 앉으면서 두 손을 아래로 내린다.

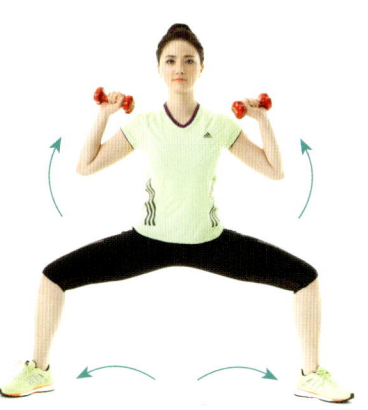

3
힘차게 일어나 가볍게 점프하면서 발을 벌리고 두 손은 어깨 높이로 이동한다.

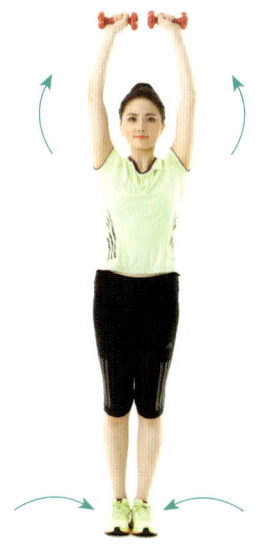

4
가볍게 점프하면서 준비동작으로 돌아온다.

TIP 1~4번까지 네 박자로 운동을 실시할 수 있다. ● 두 손은 수직운동, 다리는 모으고 벌리기를 반복한다.

DAY 6

3RD 스피드 킹콩

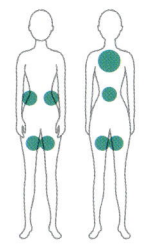

남 2kg / 여 1kg
15회 3세트

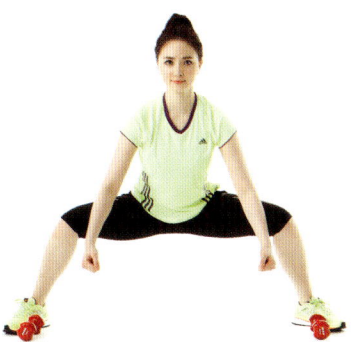

준비자세
발을 넓게 벌려 발 안쪽에 아령을 놓고 팔꿈치를 허벅지에 기댄다.

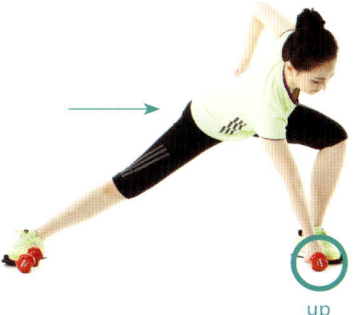

1
왼쪽으로 이동하면서 허리를 틀어 오른손으로 아령을 잡고 왼손 팔꿈치는 하늘을 향해 찌른다.

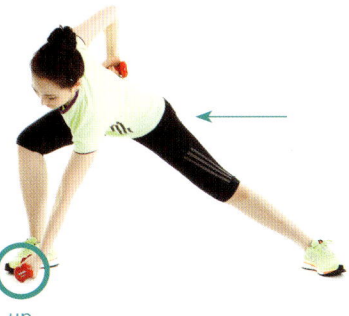

2
오른쪽으로 이동하면서 허리를 틀어 왼손으로 아령을 잡고 오른손 팔꿈치는 하늘을 향해 찌른다.

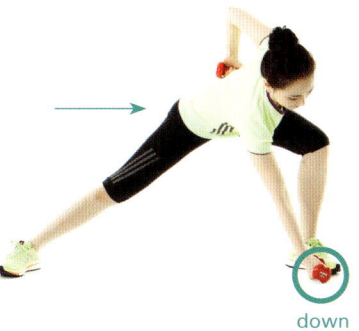

3
허리와 골반, 팔꿈치를 같은 방식으로 움직이면서 오른손의 아령을 내려놓는다.

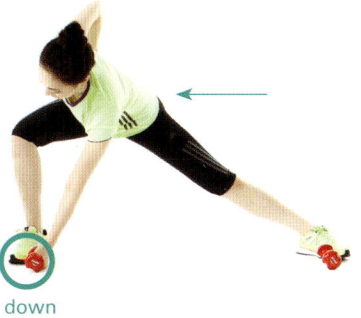

4
허리와 골반, 팔꿈치를 같은 방식으로 움직이면서 왼손의 아령을 내려놓는다.

TIP 스피드 킹콩은 등과 허리, 허벅지의 라인을 잡아주는데 효과적이다. ● 허벅지 안쪽의 부분비만(Cellulite) 제거에 효과적이다.

DAY 6 - 4TH

데드리프트

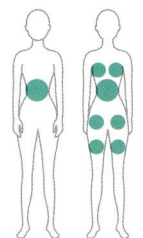

남 2kg / 여 1kg
15회 3세트

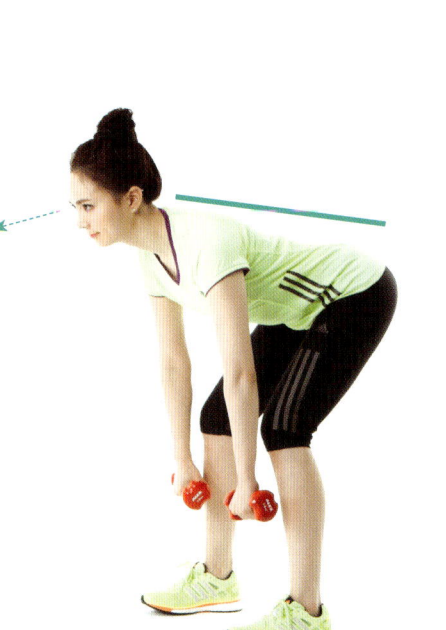
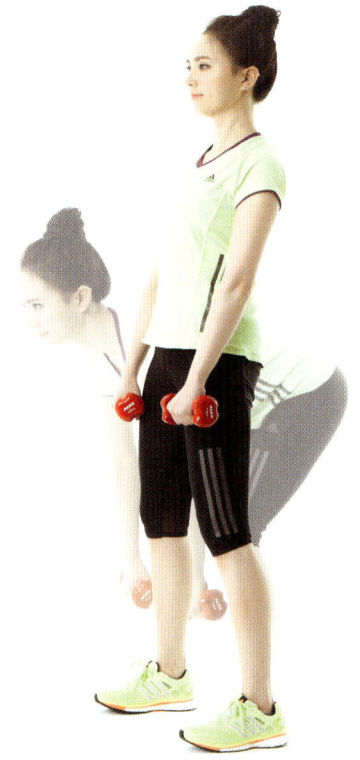
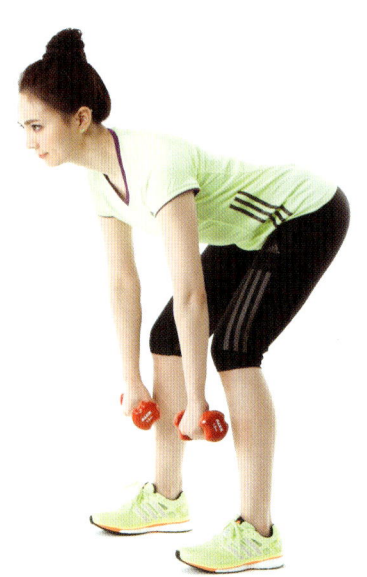

준비자세
아령을 잡고 다리를 어깨 너비로 벌린다. 무릎을 살짝 구부려 상체를 지면과 수평에 가깝게 내린다.

1 날숨
엉덩이에 힘을 주면서 골반을 앞으로 미는 느낌으로 일어선다.

2 들숨
상체를 내리면서 준비자세로 돌아온다.

TIP 시선은 항상 정면을 향하고 허리는 곧게 편다. ● 하체와 엉덩이 힘을 이용해서 골반을 앞으로 밀면 힙업의 효과를 볼 수 있다.

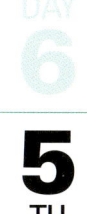

스카이 레그레이즈

20회

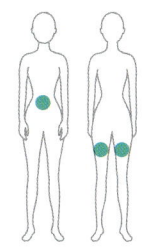

킹콩 11핏
스카이 레그레이즈 · 스트레이트 좁 크런치 · 더블 크런치 · 킹콩 크런치는 쉬지 않고 연결해서 운동합니다.

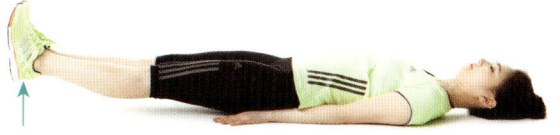

준비자세
바르게 누워 다리를 살짝 들어올린다.

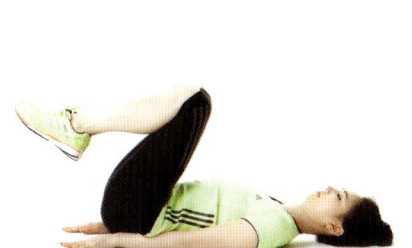

1
아랫배에 힘을 주면서 다리를 접어 올린다.

2
발이 하늘을 찌르듯 수직으로 올리며 골반도 살짝 들어 올린다.

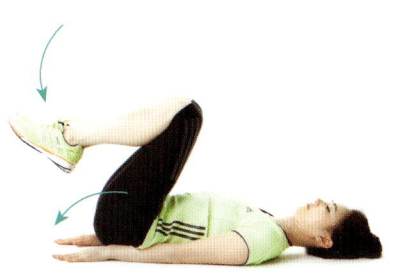

3
골반을 내리면서 다리를 접어 내린다.

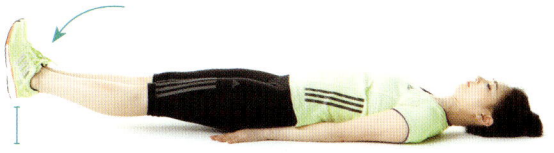

4
다리를 내리며 준비자세로 돌아온다.

TIP 양 손을 머리 뒤에 고정시키면 배 윗부분의 운동을 함께 진행할 수 있다.

스트레이트 촙 크런치

DAY 6 / 6 TH

10회

킹콩 11핏
스카이 레그레이즈 · 스트레이트 촙 크런치 · 더블 크런치 · 킹콩 크런치는 쉬지 않고 연결해서 운동합니다.

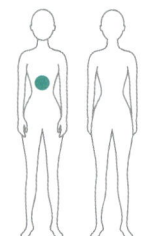

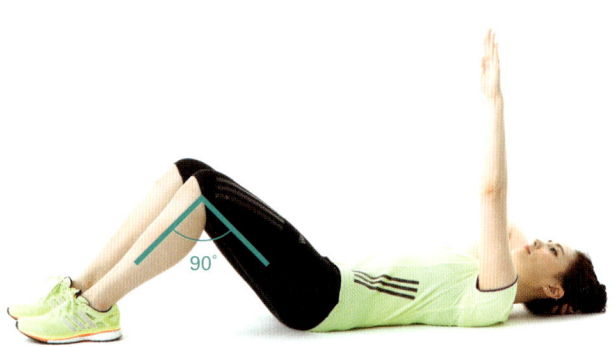

준비자세
바르게 누워 무릎을 직각으로 세우고 오른손은 머리 뒤에, 왼손은 수직으로 편다.

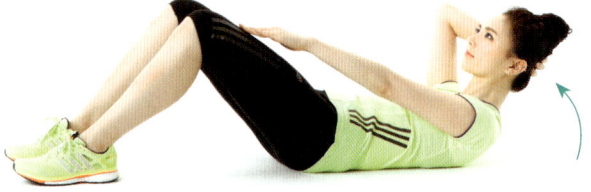

1
윗배에 자극을 느끼면서 뻗은 왼손으로 무릎을 찍는다.

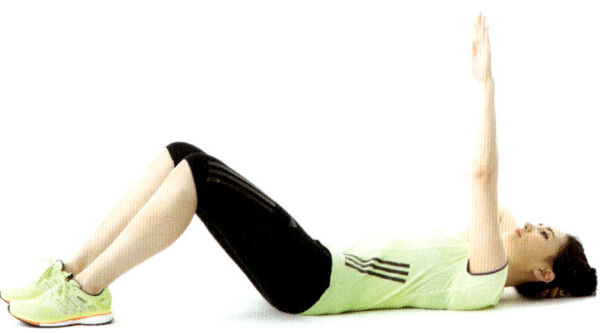

2
준비자세로 돌아온다.
✻ 횟수를 채우고 손을 바꿔 동일하게 실시한다.

더블 크런치

20회

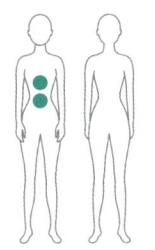

킹콩 11핏
스카이 레그레이즈 · 스트레이트 촙 크런치 · 더블 크런치 · 킹콩 크런치는 쉬지 않고 연결해서 운동합니다.

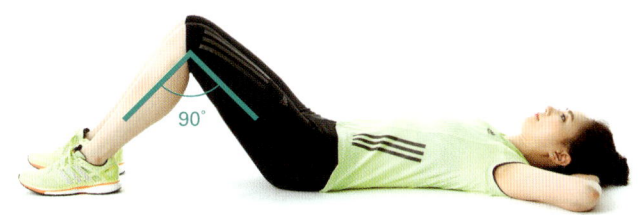

준비자세
바르게 누워 무릎을 직각으로 세우고 두 손은 머리 뒤에 놓는다.

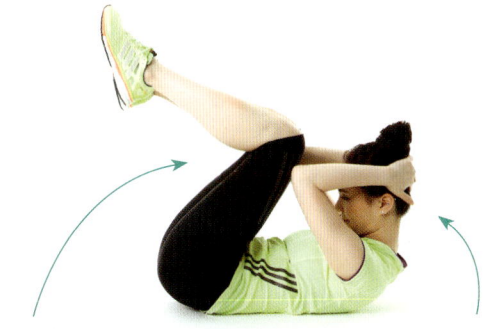

1
상체와 무릎을 동시에 들어올린다.

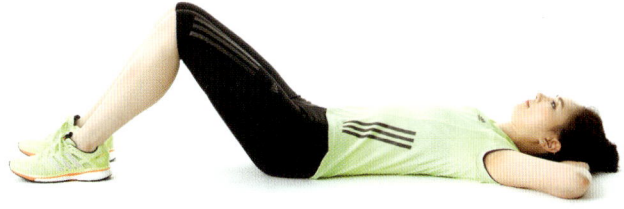

2
상체와 무릎을 내리면서 준비자세로 돌아온다.

DAY **6**

8 TH

킹콩 크런치

10회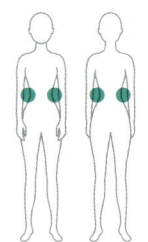

킹콩 11핏
스카이 레그레이즈 · 스트레이트 촙 크런치 · 더블 크런치 · 킹콩 크런치는 쉬지 않고 연결해서 운동합니다.

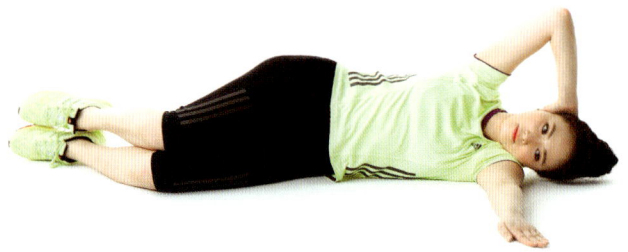

준비자세
옆으로 누워 바닥에 있는 왼손은 앞으로 곧게 펴고 오른손은 머리 뒤에 놓는다.

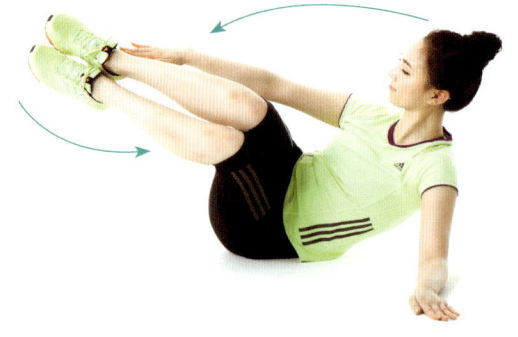

1
팔꿈치로 몸을 지탱하고 무릎을 가슴으로 당기면서 손으로 발뒤꿈치를 찍는다.

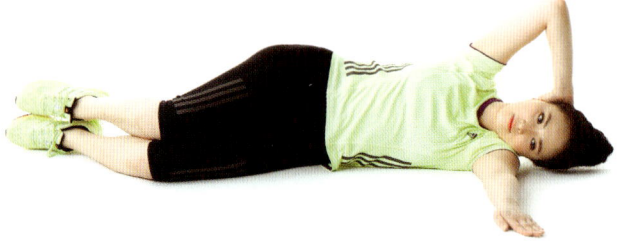

2
상체와 다리를 내리면서 준비자세로 돌아온다.

✱ 횟수를 채우고 손을 바꿔 동일하게 실시한다.

TIP 손을 펴지 않은 상태로 팔꿈치를 무릎으로 가져가면 더 큰 운동 효과를 볼 수 있다.

DAY 7 / 1ST

킹콩 스쿼트

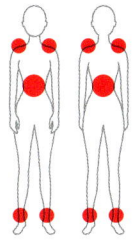

남 2kg
여 1kg

15회
3세트

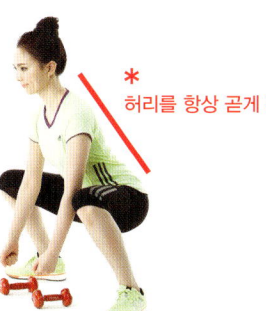

준비자세
아령을 발 안쪽에 놓고 다리를 넓게 벌려 골반을 최대한 내린다.

* 허리를 항상 곧게 편다.

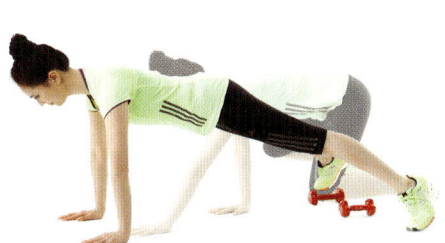

1
손바닥으로 전진해서 몸이 일직선이 되었을 때 잠시 정지한다.

* 남자는 팔굽혀펴기 1회 실시한다.

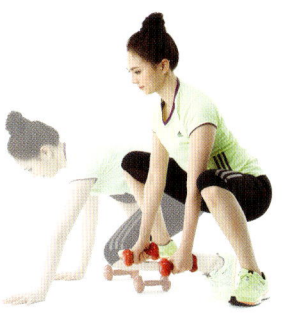

2
준비자세로 돌아와 아령을 잡는다.

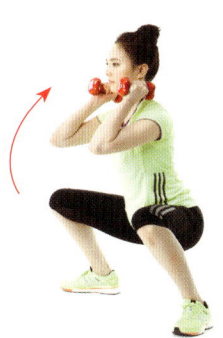

3
골반과 허리의 반동으로 아령을 어깨 위로 올린다.

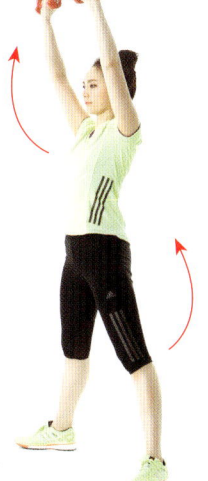

4
엉덩이에서 하체 순서로 힘을 주고 일어나면서 아령을 높이 들어올린다.

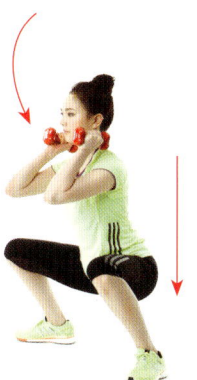

5
아령을 어깨 높이로 내리면서 앉는다.

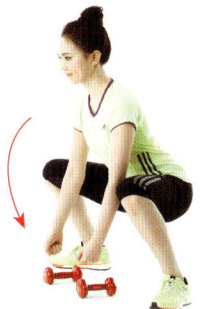

6
바닥에 아령을 내리며 준비자세로 돌아온다.

TIP 킹콩 스쿼트는 골반의 비대칭을 교정하는데 효과적이다. ● 아령 대신 무게가 나가는 공으로 실시하면 어깨의 비대칭을 교정하는데 효과적이다.

DAY 7 - 2ND

킹콩 롤링

남 2kg
여 1kg
10회 3세트

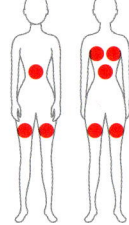

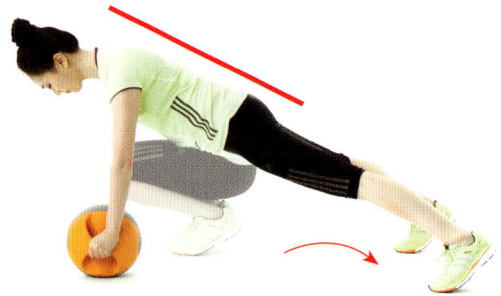

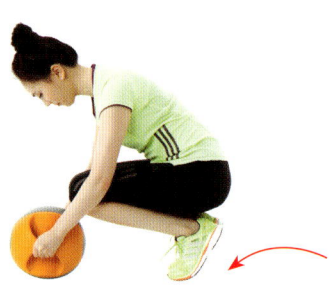

준비자세
바닥에 있는 공을 양 손으로 잡고 무릎을 접어 앉는다.

1
두 다리를 뒤로 뻗으면서 넓게 벌린다.
✴ 5초간 정지한 후 다음 자세로 넘어가면 허리와 골반쪽의 근력을 향상시킬 수 있다.

2
다리를 모으며 준비자세로 돌아온다.

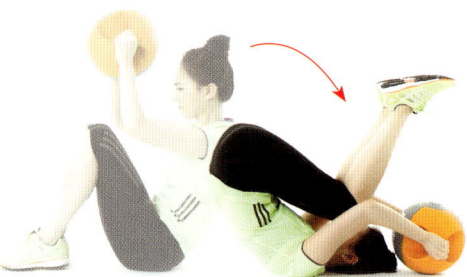

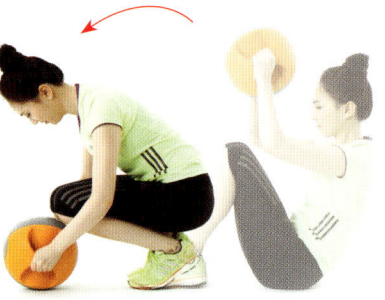

3
뒤로 넘어지면서 바닥에 공을 찍는다.

4
넘어진 반동을 이용하여 준비자세로 돌아온다.

DAY 7 / 3RD

쉬림프 점프

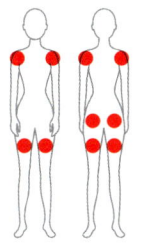

남 2kg
여 1kg

15회
3세트

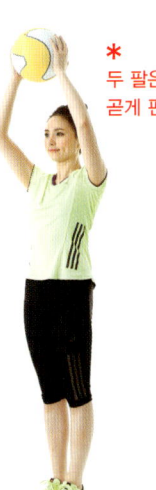

준비자세
바르게 서서 공을 머리 위로 들어 올린다.

* 두 팔은 항상 곧게 편다.

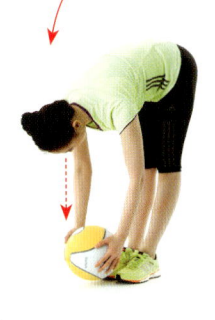

1 스트레칭하듯 몸을 앞으로 접어 공을 아래로 내린다.

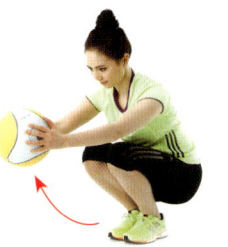

2 무릎을 접으며 공을 가슴 정면으로 올린다.

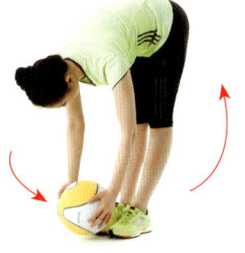

3 무릎을 펴면서 상체를 숙여 공을 아래로 내린다.

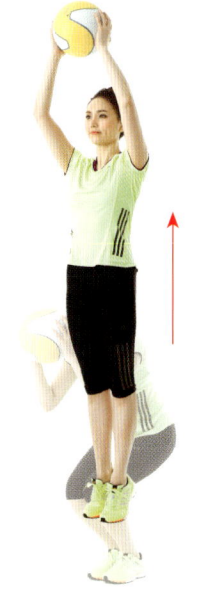

4 공을 머리 위로 올리면서 점프한다.

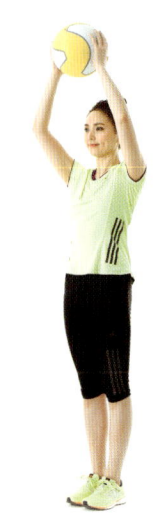

5 착지하며 준비자세로 돌아온다.

TIP 공이 얼굴 아래로 내려오면 시선은 항상 공을 향한다.

DAY 7

4TH — 밴드 컬

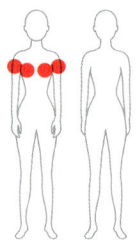
남성용
여성용

15회
3세트

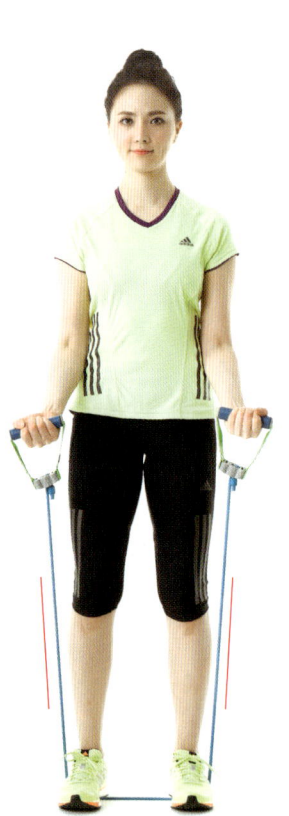
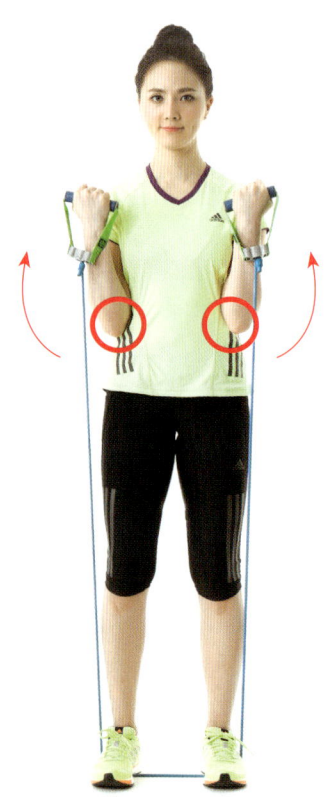
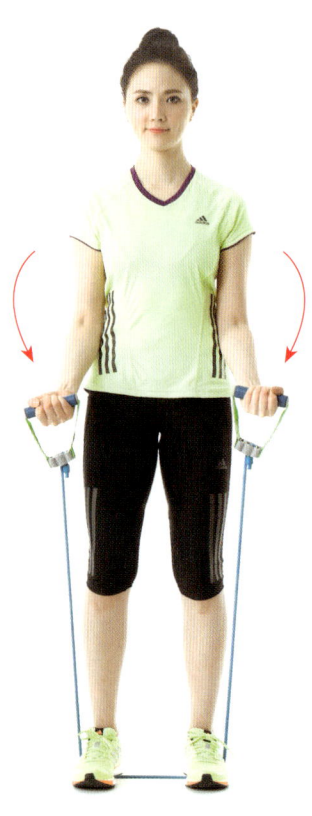

준비자세
밴드 중앙을 밟고 서서 팔을 거의 다 폈을 때 밴드가 늘어지지 않도록 조정한다.

1 들숨
팔꿈치를 몸에 붙인 상태에서 팔을 접는다.

2 날숨
준비자세로 돌아오며 근육의 긴장이 풀리지 않도록 90% 정도까지 편다.

TIP 팔을 완전히 펴면 관절에 무리가 가고 근육을 쉬게 하기 때문에 근 수축을 지속적으로 하는 것이 좋다. ● 밴드 대신에 스타킹 등으로 대체할 수 있다.

DAY 7

5 TH

밴드 킥백

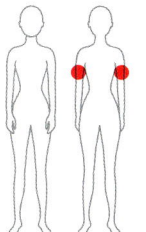

남성용
여성용

15회
3세트

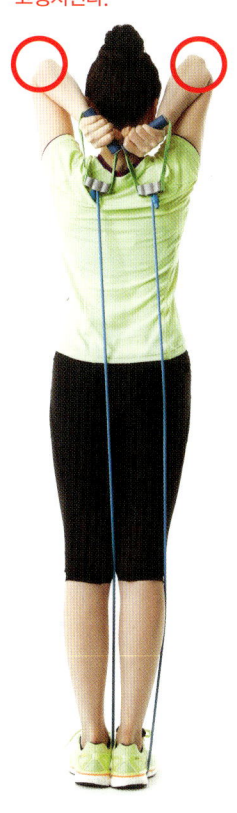

* 팜꿈치는 항상 고정시킨다.

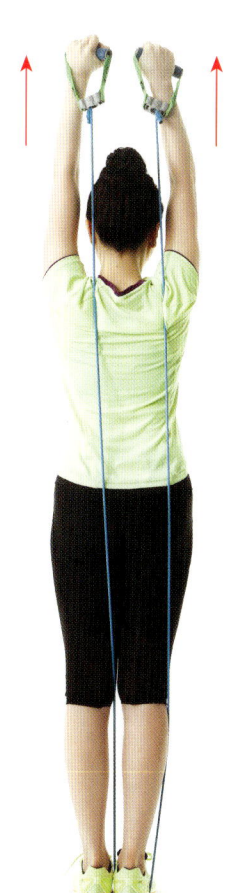

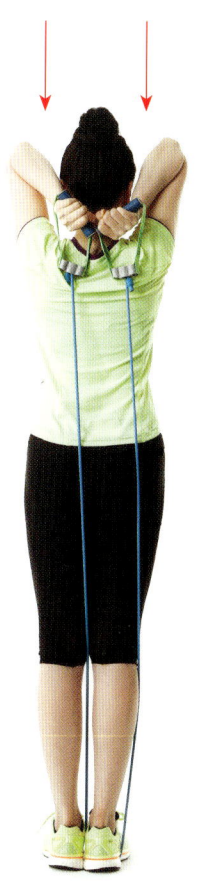

준비자세
밴드를 잡고 밴드 중앙을 밟고 서서 두 손을 머리 뒤로 모은다.

1 날숨
팔을 곧게 편 후 1~2초간 멈춘다.

2 들숨
천천히 접으며 준비자세로 돌아온다.

TIP 밴드 대신에 스타킹으로 대체 가능합니다.

DAY 7

6TH 스카이 레그레이즈

20회

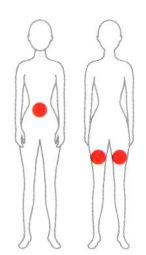

킹콩 11핏
스카이 레그레이즈 · 스트레이트 촙 크런치 · 더블 크런치 · 킹콩 크런치는 쉬지 않고 연결해서 운동합니다.

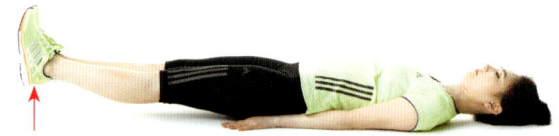

준비자세
바르게 누워 다리를 살짝 들어올린다.

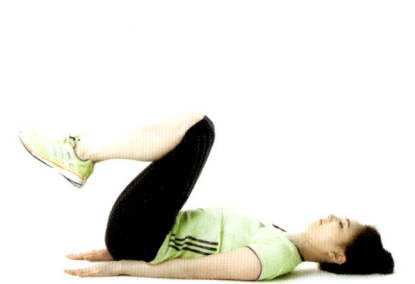

1
아랫배에 힘을 주면서 다리를 접어 올린다.

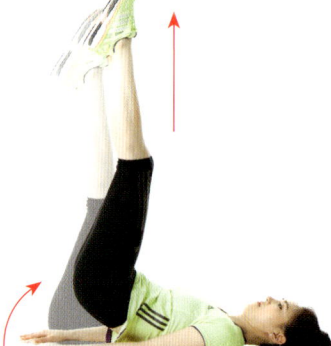

2
발이 하늘을 찌르듯 수직으로 올리며 골반도 살짝 들어 올린다.

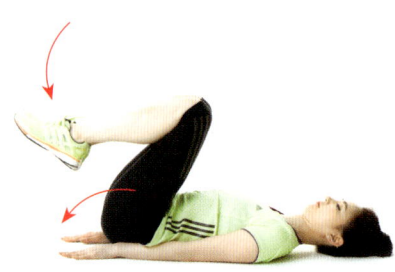

3
골반을 내리면서 다리를 접어 내린다.

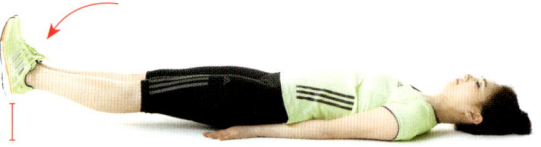

4
다리를 내리며 준비자세로 돌아온다.

TIP 양 손을 머리 뒤에 고정시키면 배 윗부분의 운동을 함께 진행할 수 있다.

DAY 7 / 7TH

스트레이트 촙 크런치

10회

킹콩 11핏
스카이 레그레이즈 · 스트레이트 촙 크런치 · 더블 크런치 · 킹콩 크런치는 쉬지 않고 연결해서 운동합니다.

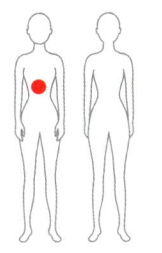

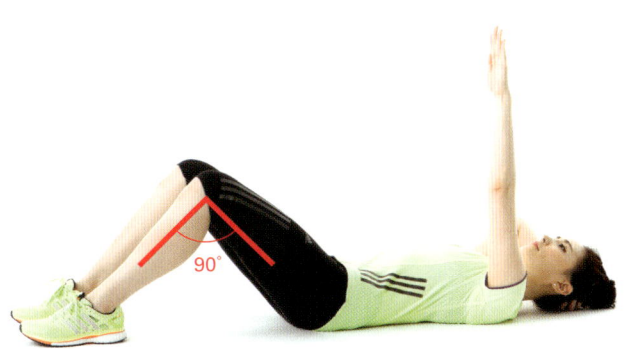

준비자세
바르게 누워 무릎을 직각으로 세우고 오른손은 머리 뒤에, 왼손은 수직으로 편다.

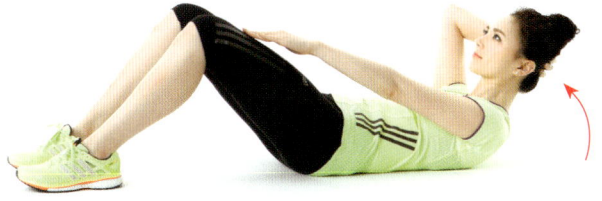

1
윗배에 자극을 느끼면서 뻗은 왼손으로 무릎을 찍는다.

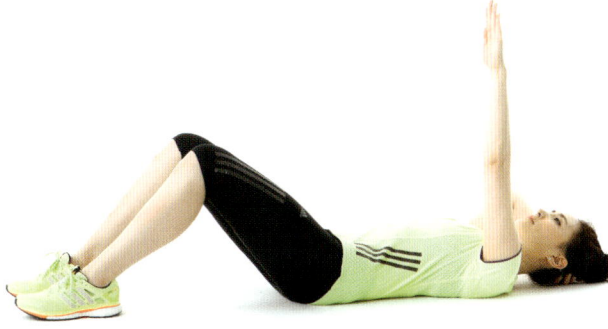

2
준비자세로 돌아온다.
★ 횟수를 채운 후 손을 바꿔 동일하게 실시한다.

TIP 목에 과도한 힘을 주지 않고 실시한다. ● 운동 중에 시선은 항상 무릎이나 대각선 아래를 향한다.

DAY 7
8 TH
더블 크런치

20회

킹콩 11핏
스카이 레그레이즈 · 스트레이트 촙 크런치 · 더블 크런치 · 킹콩 크런치는 쉬지 않고 연결해서 운동합니다.

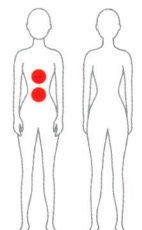

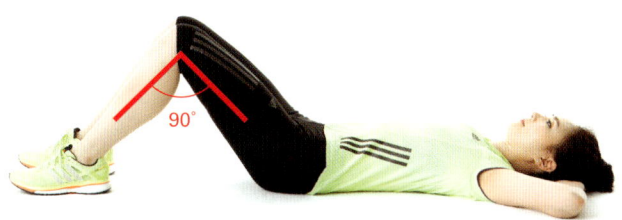

준비자세
바르게 누워 무릎을 직각으로 세우고 두 손은 머리 뒤에 놓는다.

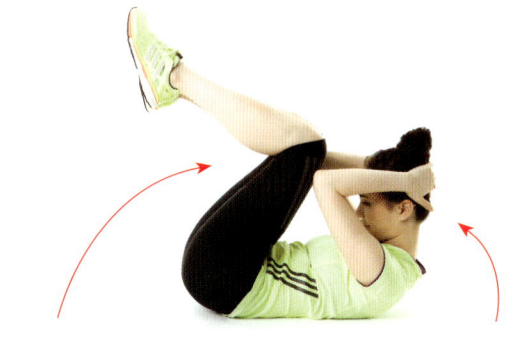

1
상체와 무릎을 동시에 들어올린다.

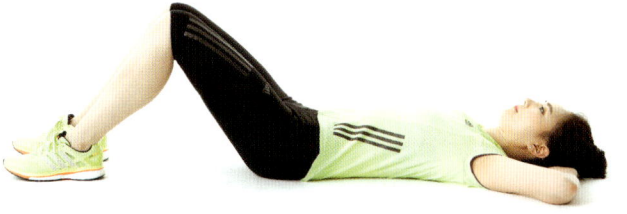

2
상체와 무릎을 내리면서 준비자세로 돌아온다.

DAY 7

9 TH

킹콩 크런치

10회

킹콩 11핏
스카이 레그레이즈 · 스트레이트 찹 크런치 · 더블 크런치 · 킹콩 크런치는 쉬지 않고 연결해서 운동합니다.

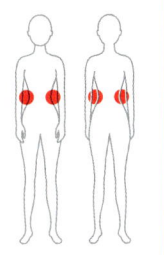

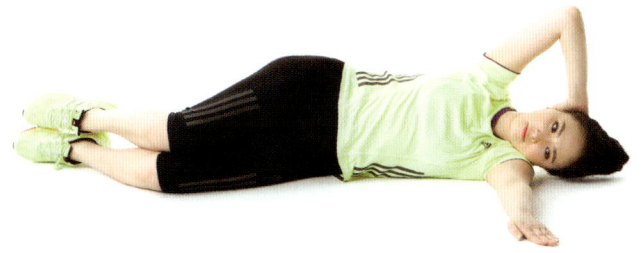

준비자세
옆으로 누워 바닥에 있는 왼손은 앞으로 곧게 펴고 오른손은 머리 뒤에 놓는다.

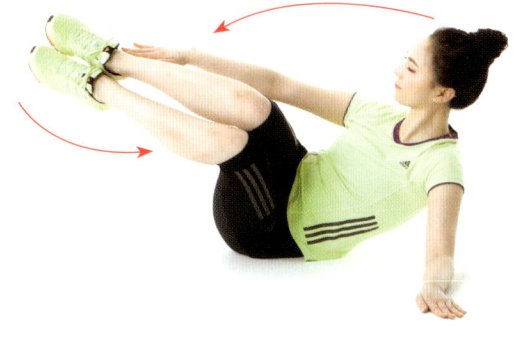

1
팔꿈치로 몸을 지탱하고 무릎을 가슴으로 당기면서 손으로 발뒤꿈치를 찍는다.

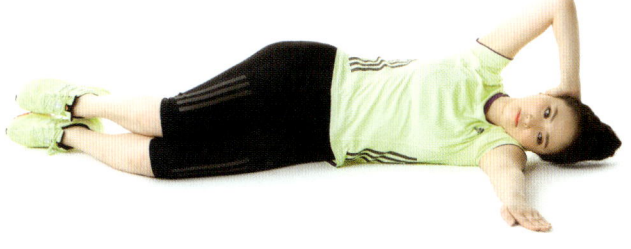

2
상체와 다리를 내리면서 준비자세로 돌아온다.

★ 횟수를 채우고 손을 바꿔 동일하게 실시한다.

TIP 손을 펴지 않은 상태로 팔꿈치를 무릎으로 가져가면 더 큰 운동 효과를 볼 수 있다.

DAY 8 - 1ST

킹콩 롤링

남 2kg
여 1kg

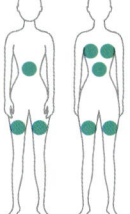
10회
3세트

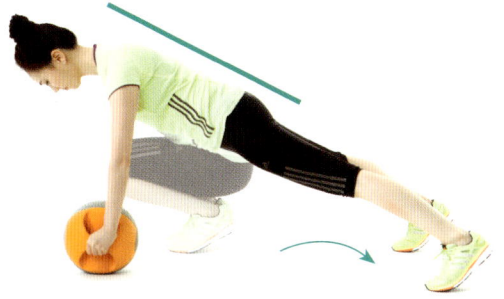

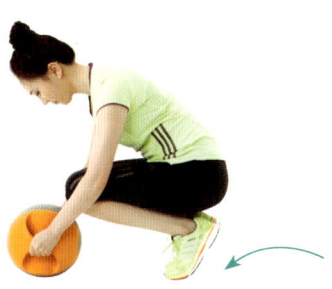

준비자세
바닥에 있는 공을 양 손으로 잡고 무릎을 접어 앉는다.

1
두 다리를 뒤로 뻗으면서 넓게 벌린다.
* 5초간 정지한 후 다음 자세로 넘어가면 허리와 골반쪽의 근력을 향상시킬 수 있다.

2
다리를 모으며 준비자세로 돌아온다.

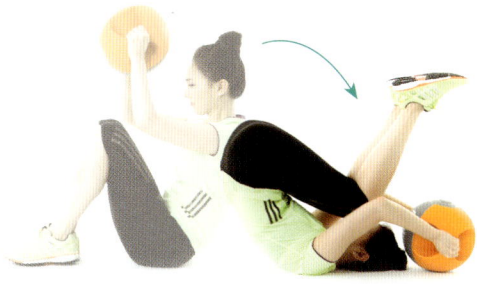

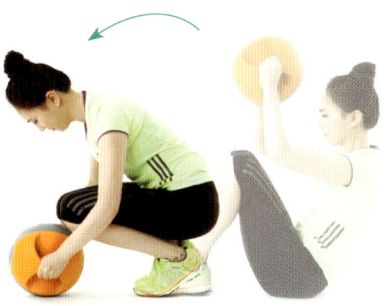

3
뒤로 넘어지면서 바닥에 공을 찍는다.

4
넘어진 반동을 이용하여 준비자세로 돌아온다.

웨이브 푸쉬업

DAY 8 / 2ND

 15회 3세트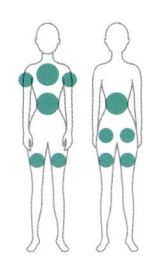

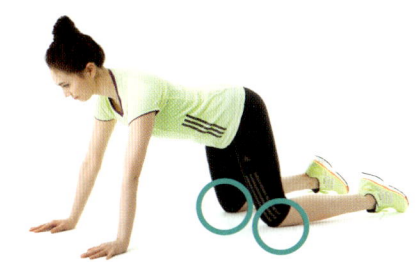 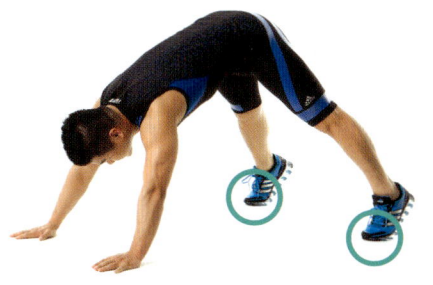

준비자세
다리를 벌려 여자는 무릎, 남자는 발끝을 지면에 고정한 채로 엎드린다.

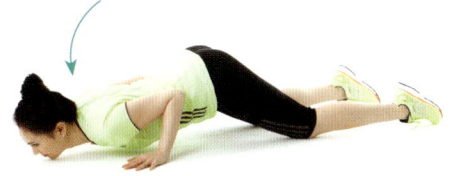 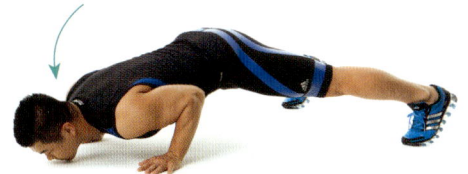

1 들숨
팔을 접으면서 상체만 먼저 바닥으로 내린다.

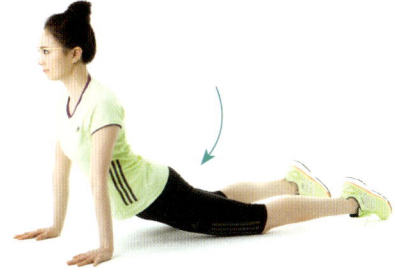 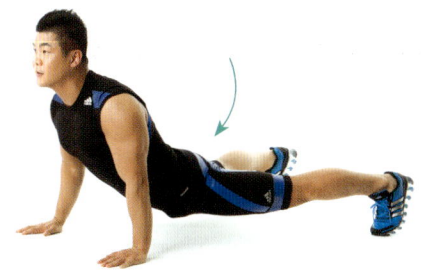

2 날숨
팔을 펴면서 엉덩이를 내린다.

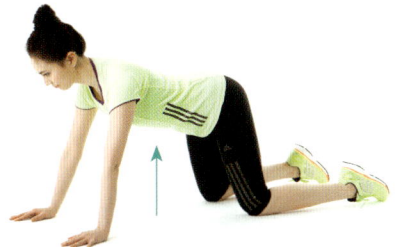 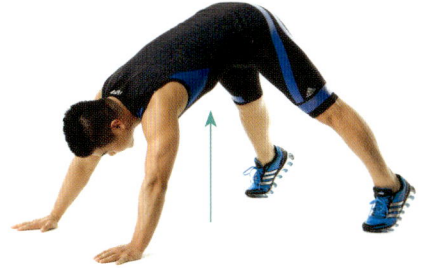

3
엉덩이를 올리며 준비자세로 돌아온다.

킹콩 스쿼트

DAY 8 / 3RD

남 2kg / 여 1kg
15회 3세트

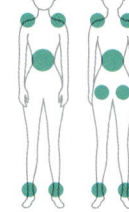

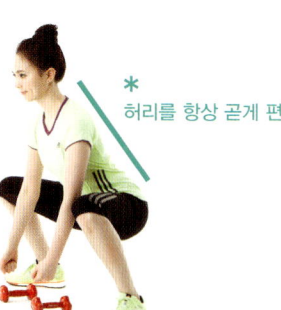

준비자세
아령을 발 안쪽에 놓고 다리를 넓게 벌려 골반을 최대한 내린다.

※ 허리를 항상 곧게 편다.

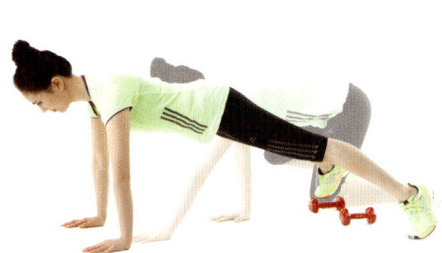

1
손바닥으로 전진해서 몸이 일직선이 되었을 때 잠시 정지한다.

※ 남자는 팔굽혀펴기 1회 실시한다.

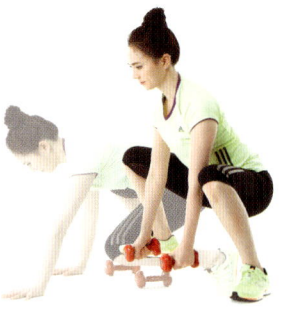

2
준비자세로 돌아와 아령을 잡는다.

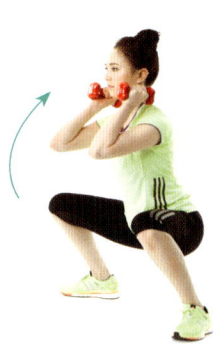

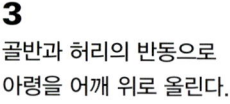

3
골반과 허리의 반동으로 아령을 어깨 위로 올린다.

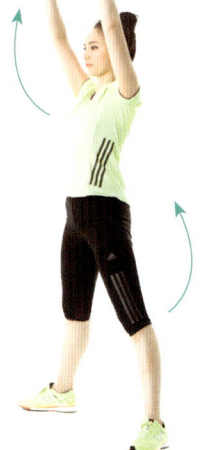

4
엉덩이에서 하체 순서로 힘을 주고 일어나면서 아령을 높이 들어올린다.

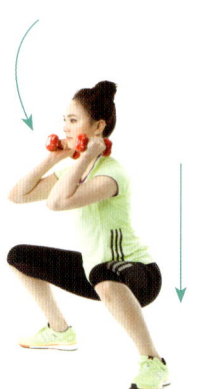

5
아령을 어깨 높이로 내리면서 앉는다.

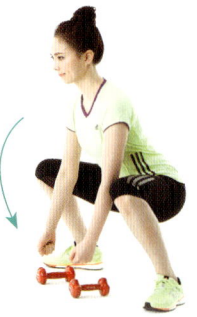

6
바닥에 아령을 내리며 준비자세로 돌아온다.

TIP 킹콩 스쿼트는 골반의 비대칭을 교정하는데 효과적이다. ● 아령 대신 무게가 나가는 공으로 실시하면 어깨의 비대칭을 교정하는데 효과적이다.

DAY 8 - 4TH

데드리프트

 남 2kg / 여 1kg
 15회 3세트
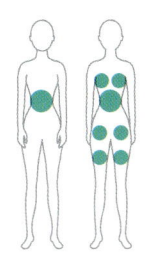

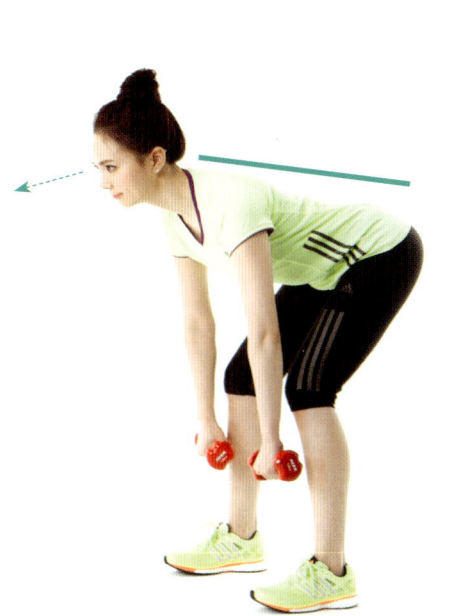 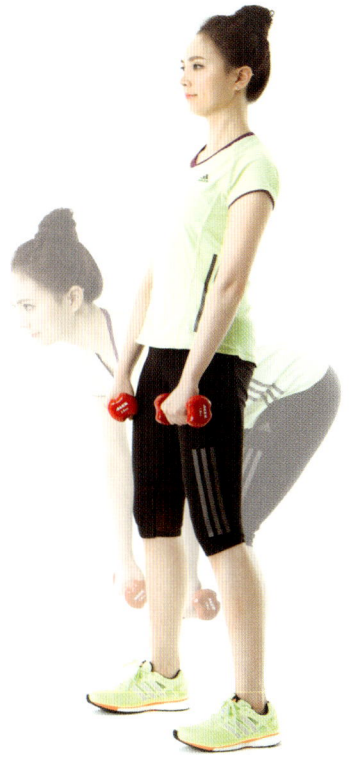 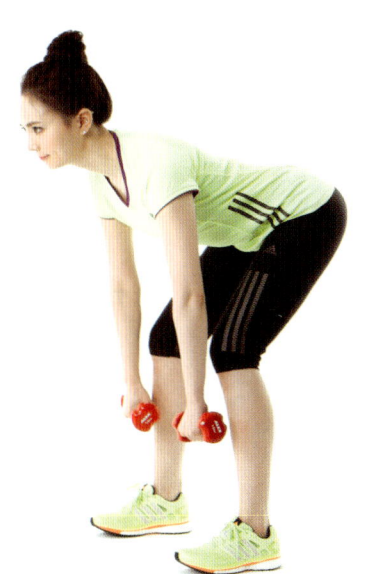

준비자세
아령을 잡고 다리를 어깨 너비로 벌린다. 무릎을 살짝 구부려 상체를 지면과 수평에 가깝게 내린다.

1 날숨
엉덩이에 힘을 주면서 골반을 앞으로 미는 느낌으로 일어선다.

2 들숨
상체를 내리면서 준비자세로 돌아온다.

TIP 시선은 항상 정면을 향하고 허리는 곧게 편다. ● 하체와 엉덩이 힘을 이용해서 골반을 앞으로 밀면 힙업의 효과를 볼 수 있다.

DAY 8

5TH 스카이 레그레이즈

20회

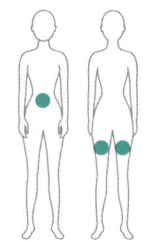

킹콩 11핏
스카이 레그레이즈 · 스트레이트 촙 크런치 · 더블 크런치 · 킹콩 크런치는 쉬지 않고 연결해서 운동합니다.

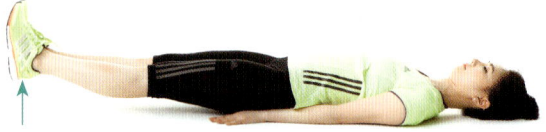

준비자세
바르게 누워 다리를 살짝 들어올린다.

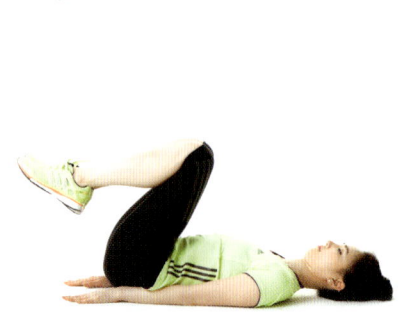

1
아랫배에 힘을 주면서 다리를 접어 올린다.

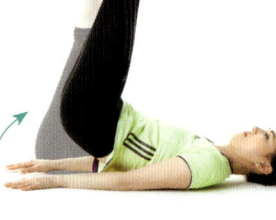

2
발이 하늘을 찌르듯 수직으로 올리며 골반도 살짝 들어 올린다.

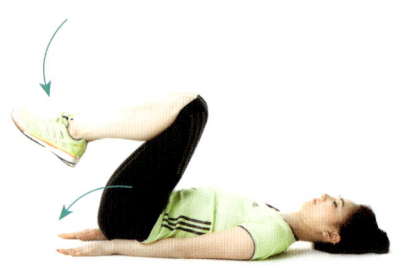

3
골반을 내리면서 다리를 접어 내린다.

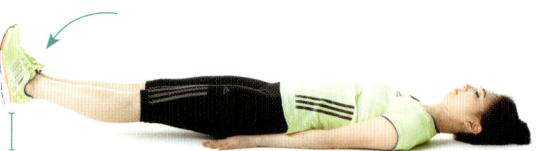

4
다리를 내리며 준비자세로 돌아온다.

TIP 양 손을 머리 뒤에 고정시키면 배 윗부분의 운동을 함께 진행할 수 있다.

DAY 8

6TH 스트레이트 촙 크런치

10회

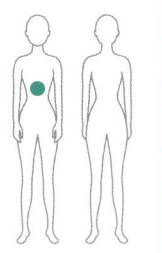

킹콩 11핏
스카이 레그레이즈 · 스트레이트 촙 크런치 · 더블 크런치 · 킹콩 크런치는 쉬지 않고 연결해서 운동합니다.

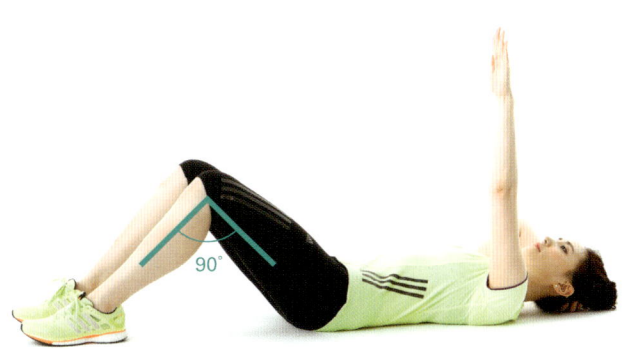

준비자세
바르게 누워 무릎을 직각으로 세우고 오른손은 머리 뒤에, 왼손은 수직으로 편다.

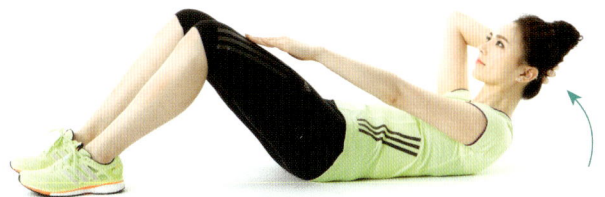

1
윗배에 자극을 느끼면서 뻗은 왼손으로 무릎을 찍는다.

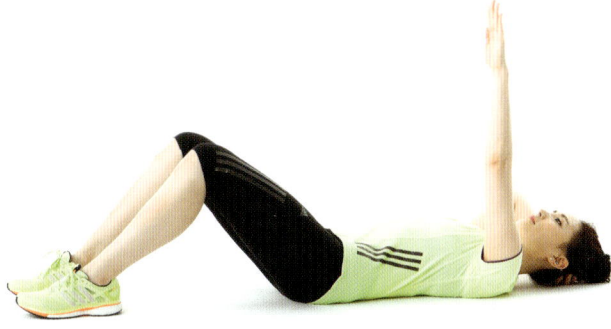

2
준비자세로 돌아온다.
* 횟수를 채우고 손을 바꿔 동일하게 실시한다.

TIP 목에 과도한 힘을 주지 않고 실시한다. ● 운동 중에 시선은 항상 무릎이나 대각선 아래를 향한다.

더블 크런치

DAY 8 / 7TH

20회

킹콩 11핏
스카이 레그레이즈 · 스트레이트 촙 크런치 · 더블 크런치 · 킹콩 크런치는 쉬지 않고 연결해서 운동합니다.

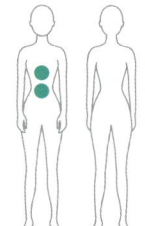

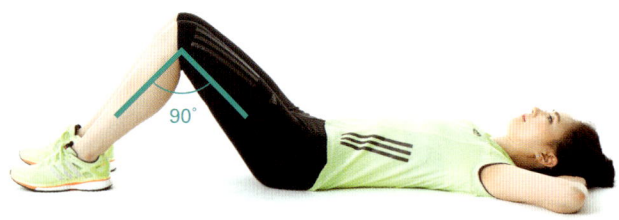

준비자세
바르게 누워 무릎을 직각으로 세우고 두 손은 머리 뒤에 놓는다.

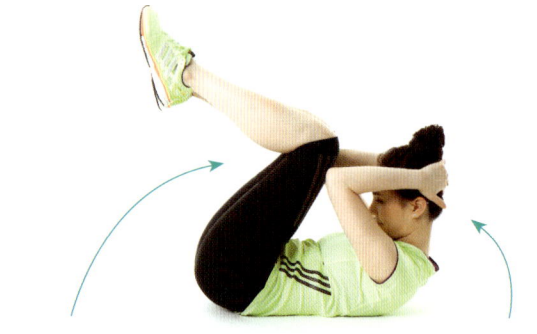

1
상체와 무릎을 동시에 들어올린다.

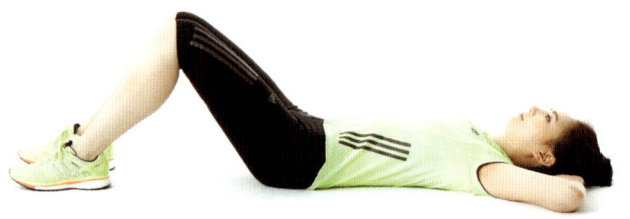

2
상체와 무릎을 내리면서 준비자세로 돌아온다.

킹콩 크런치

DAY 8 / 8TH

킹콩 11핏
스카이 레그레이즈 · 스트레이트 촙 크런치 · 더블 크런치 · 킹콩 크런치는 쉬지 않고 연결해서 운동합니다.

10회

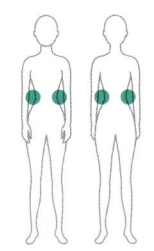

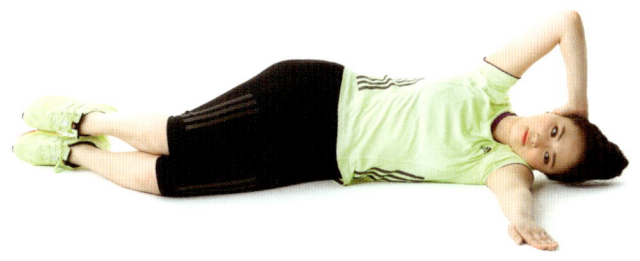

준비자세
옆으로 누워 바닥에 있는 왼손은 앞으로 곧게 펴고 오른손은 머리 뒤에 놓는다.

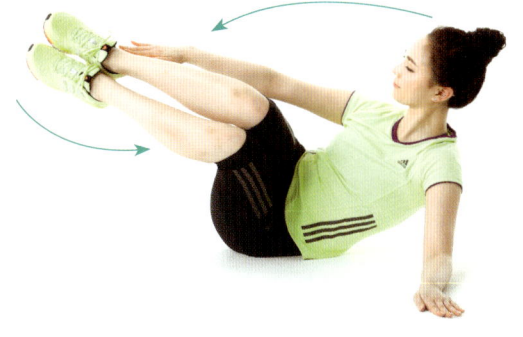

1
팔꿈치로 몸을 지탱하고 무릎을 가슴으로 당기면서 손으로 발뒤꿈치를 찍는다.

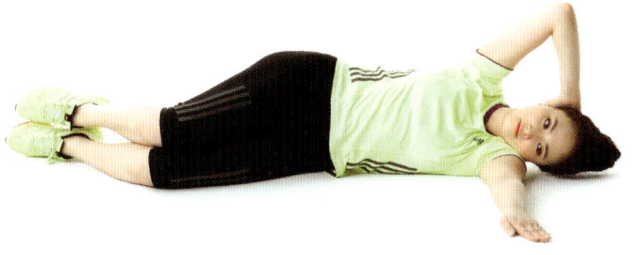

2
상체와 다리를 내리면서 준비자세로 돌아온다.

★ 횟수를 채우고 손을 바꿔 동일하게 실시한다.

TIP 몸을 지탱하는 어깨를 너무 앞으로 빼면 상체를 지탱하기에 어려움이 있으니 유의한다.

DAY 9 / 1ST 킹콩 스쿼트

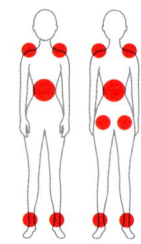

남 2kg
여 1kg

15회
3세트

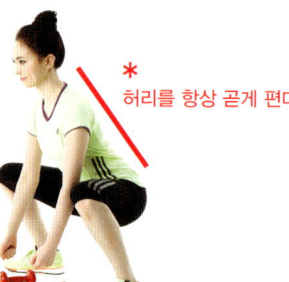

준비자세
아령을 발 안쪽에 놓고 다리를 넓게 벌려 골반을 최대한 내린다.

※ 허리를 항상 곧게 편다.

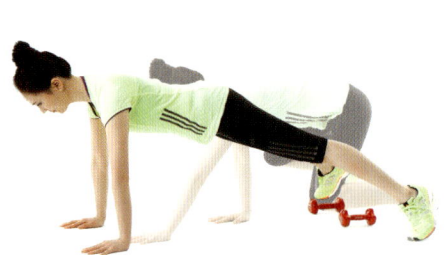

1
손바닥으로 전진해서 몸이 일직선이 되었을 때 잠시 정지한다.

※ 남자는 팔굽혀펴기 1회 실시한다.

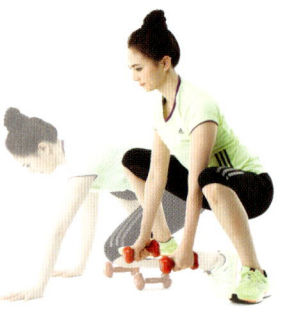

2
준비자세로 돌아와 아령을 잡는다.

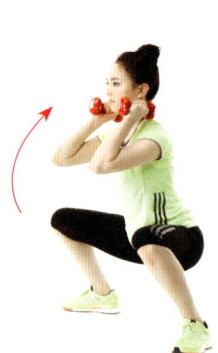
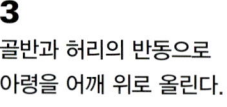

3
골반과 허리의 반동으로 아령을 어깨 위로 올린다.

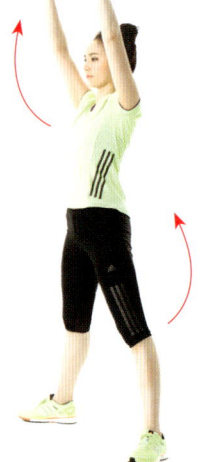

4
엉덩이에서 하체 순서로 힘을 주고 일어나면서 아령을 높이 들어올린다.

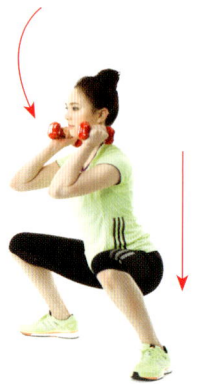

5
아령을 어깨 높이로 내리면서 앉는다.

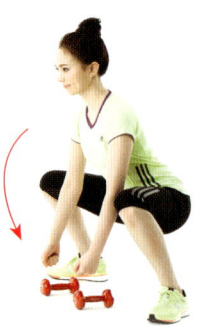

6
바닥에 아령을 내리며 준비자세로 돌아온다.

TIP 킹콩 스쿼트는 골반의 비대칭을 교정하는데 효과적이다. ● 아령 대신 무게가 나가는 공으로 실시하면 어깨의 비대칭을 교정하는데 효과적이다.

스피드 킹콩

DAY 9 / 2ND

남 2kg / 여 1kg
15회 3세트

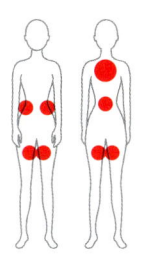

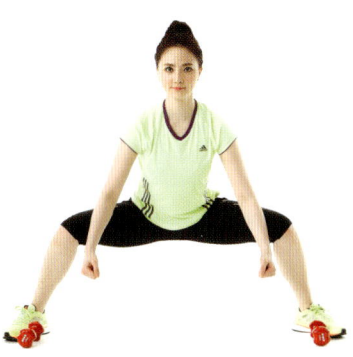

준비자세
발을 넓게 벌려 발 안쪽에 아령을 놓고 팔꿈치를 허벅지에 기댄다.

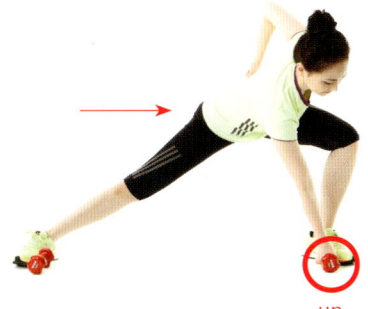
up

1
왼쪽으로 이동하면서 허리를 틀어 오른손으로 아령을 잡고 왼손 팔꿈치는 하늘을 향해 찌른다.

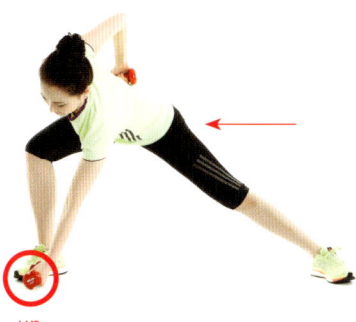
up

2
오른쪽으로 이동하면서 허리를 틀어 왼손으로 아령을 잡고 오른손 팔꿈치는 하늘을 향해 찌른다.

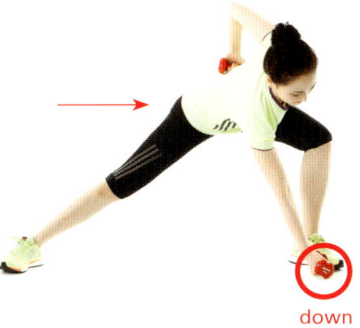
down

3
허리와 골반, 팔꿈치를 같은 방식으로 움직이면서 오른손의 아령을 내려놓는다.

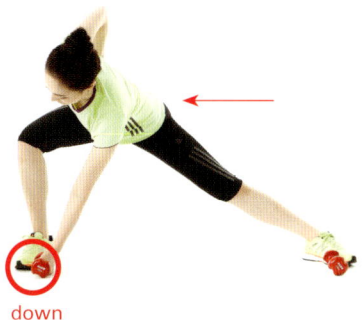
down

4
허리와 골반, 팔꿈치를 같은 방식으로 움직이면서 왼손의 아령을 내려놓는다.

TIP 자세를 낮게하고, 들어올리는 팔꿈치도 항상 신경쓰도록 한다.

DAY 9 - 3RD

킹콩롤링

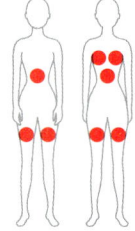

남 2kg
여 1kg

10회
3세트

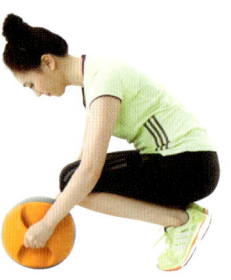

준비자세
바닥에 있는 공을 양 손으로 잡고 무릎을 접어 앉는다.

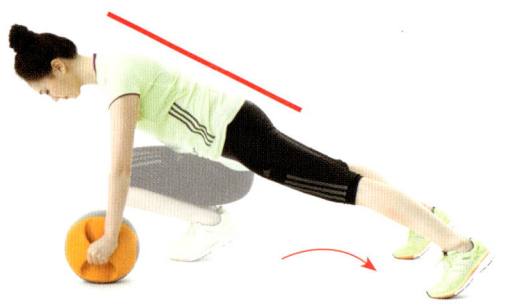

1
두 다리를 뒤로 뻗으면서 넓게 벌린다.
* 5초간 정지한 후 다음 자세로 넘어가면 허리와 골반쪽의 근력을 향상시킬 수 있다.

2
다리를 모으며 준비자세로 돌아온다.

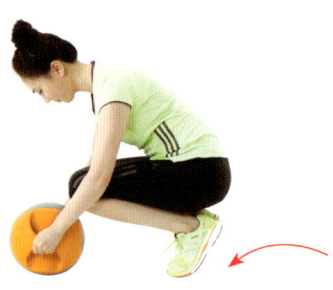

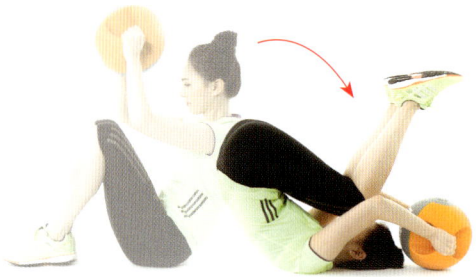

3
뒤로 넘어지면서 바닥에 공을 찍는다.

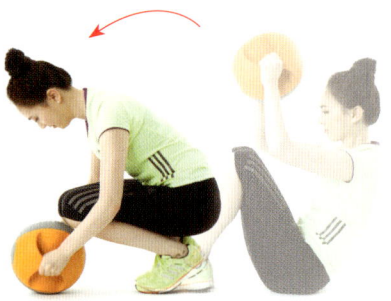

4
넘어진 반동을 이용하여 준비자세로 돌아온다.

DAY 9 4TH

스카이 레그레이즈

20회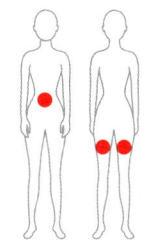

킹콩 11핏
스카이 레그레이즈 · 스트레이트 촙 크런치 · 더블 크런치 · 킹콩 크런치는 쉬지 않고 연결해서 운동합니다.

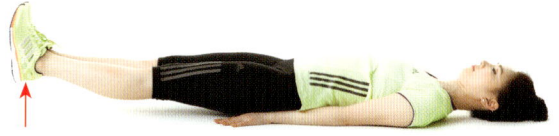

준비자세
바르게 누워 다리를 살짝 들어올린다.

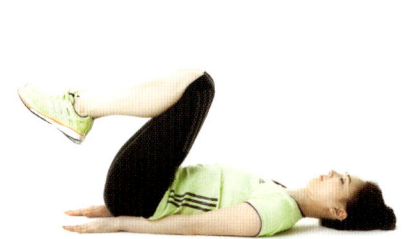

1
아랫배에 힘을 주면서 다리를 접어 올린다.

2
발이 하늘을 찌르듯 수직으로 올리며 골반도 살짝 들어올린다.

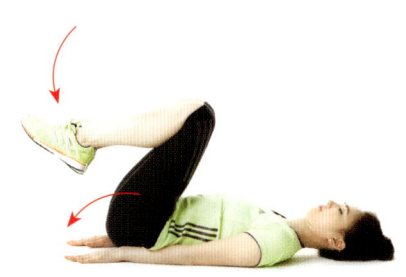

3
골반을 내리면서 다리를 접어내린다.

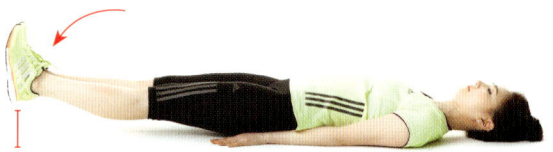

4
다리를 내리며 준비자세로 돌아온다.

TIP 양 손을 머리 뒤에 고정시키면 배 윗부분의 운동을 함께 진행할 수 있다.

DAY 9

5TH 스트레이트 촙 크런치

10회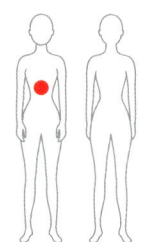

킹콩 11핏
스카이 레그레이즈 · 스트레이트 촙 크런치 · 더블 크런치 · 킹콩 크런치는 쉬지 않고 연결해서 운동합니다.

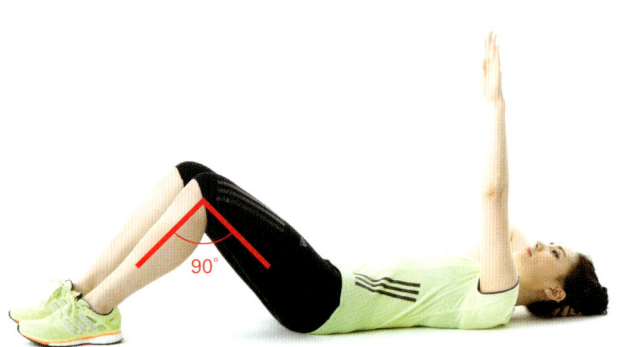

준비자세
바르게 누워 무릎을 직각으로 세우고 오른손은 머리 뒤에, 왼손은 수직으로 편다.

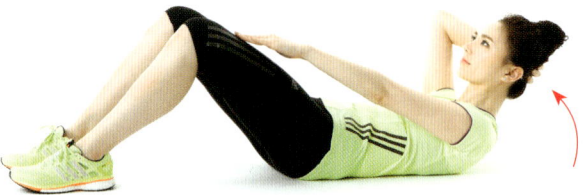

1
윗배에 자극을 느끼면서 뻗은 왼손으로 무릎을 찍는다.

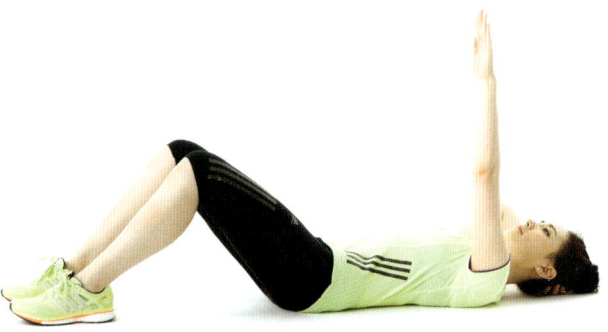

2
준비자세로 돌아온다.
✶ 횟수를 채운 후 손을 바꿔 동일하게 실시한다.

TIP 목에 과도한 힘을 주지 않고 실시한다. ● 운동 중에 시선은 항상 무릎이나 대각선 아래를 향한다.

DAY 9

6 TH

더블 크런치

20회

킹콩 11핏
스카이 레그레이즈 · 스트레이트 촙 크런치 · 더블 크런치 · 킹콩 크런치는 쉬지 않고 연결해서 운동합니다.

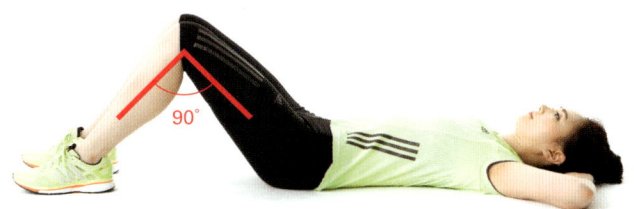

준비자세
바르게 누워 무릎을 직각으로 세우고 두 손은 머리 뒤에 놓는다.

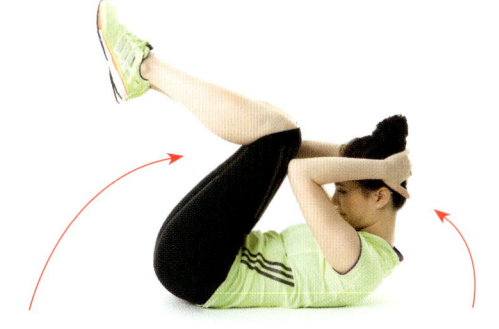

1
상체와 무릎을 동시에 들어올린다.

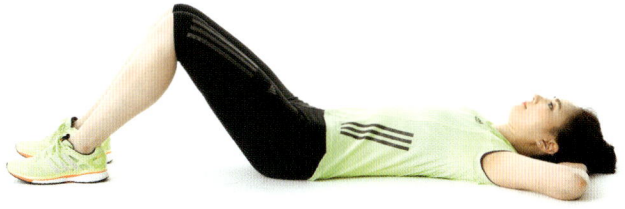

2
상체와 무릎을 내리면서 준비자세로 돌아온다.

킹콩 크런치

DAY 9 / 7TH

킹콩 11핏
스카이 레그레이즈 · 스트레이트 촙 크런치 · 더블 크런치 · 킹콩 크런치는 쉬지 않고 연결해서 운동합니다.

10회

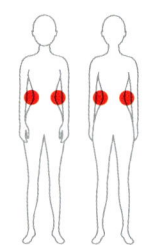

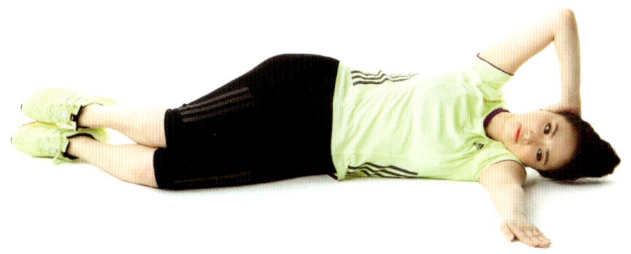

준비자세
옆으로 누워 바닥에 있는 왼손은 앞으로 곧게 펴고 오른손은 머리 뒤에 놓는다.

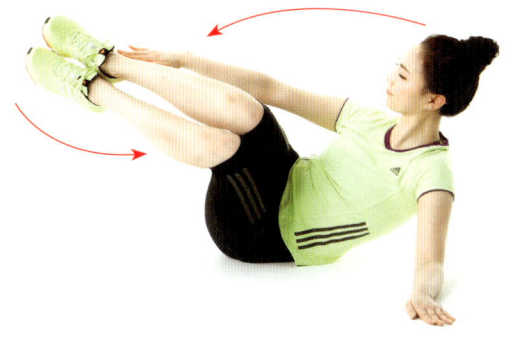

1
팔꿈치로 몸을 지탱하고 무릎을 가슴으로 당기면서 손으로 발뒤꿈치를 찍는다.

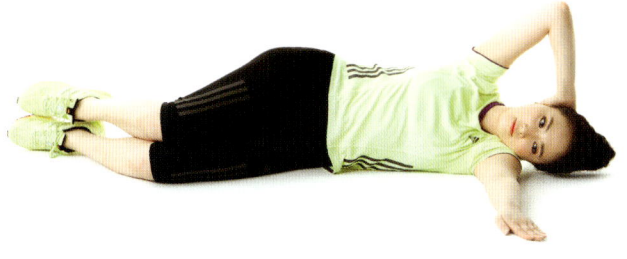

2
상체와 다리를 내리면서 준비자세로 돌아온다.

* 횟수를 채우고 손을 바꿔 동일하게 실시한다.

TIP 몸을 지탱하는 어깨를 너무 앞으로 빼면 상체를 지탱하기에 어려움이 있으니 유의한다.

DAY 10
1 ST

킹콩 점프

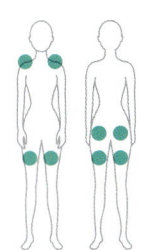

남 2kg
여 1kg

15회
3세트

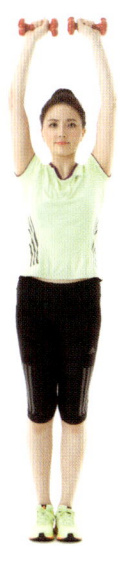

준비자세
두 발을 모으고 서서 아령을 든 두 손을 머리 위로 올린다.

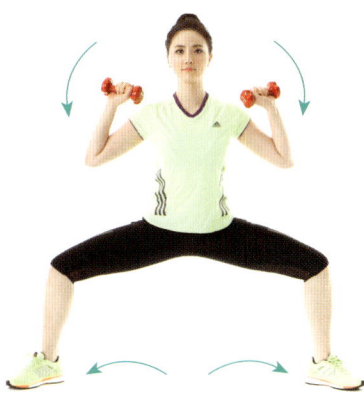

1
가볍게 점프하면서 발을 넓게 벌리고 두 손은 어깨 높이로 이동한다.

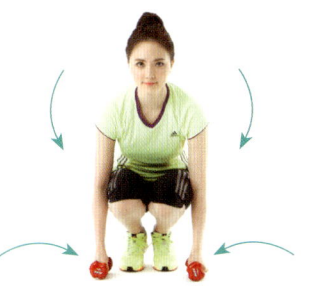

2
다시 가볍게 점프하고 발을 모아 앉으면서 두 손을 아래로 내린다.

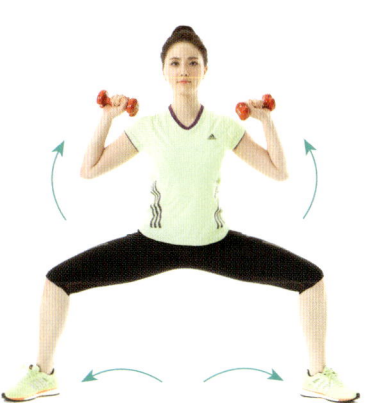

3
힘차게 일어나 가볍게 점프하면서 발을 벌리고 두 손은 어깨 높이로 이동한다.

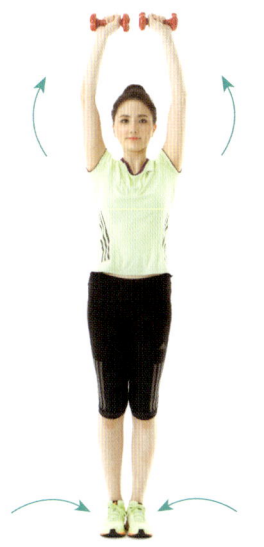

4
가볍게 점프하면서 준비동작으로 돌아온다.

TIP 1~4번까지 네 박자로 운동을 실시할 수 있다. ● 두 손은 수직운동, 다리는 모으고 벌리기를 반복한다.

DAY 10

2ND

웨이브 푸시업

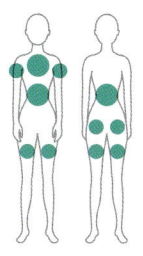

15회
3세트

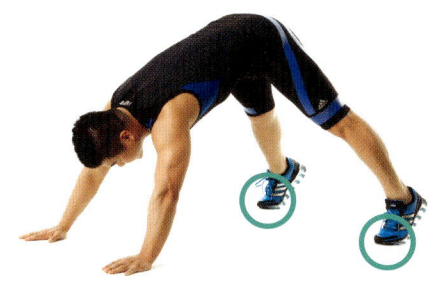

준비자세
다리를 벌려 여자는 무릎,
남자는 발끝을 지면에 고정한
채로 엎드린다.

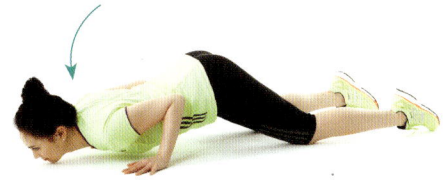
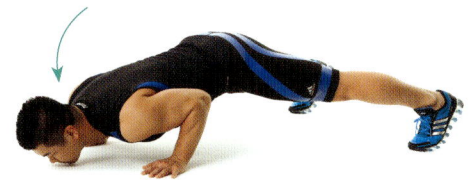

1 들숨
팔을 접으면서 상체만 먼저
바닥으로 내린다.

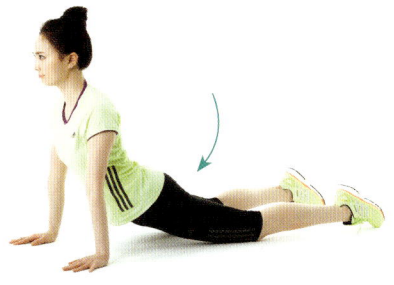
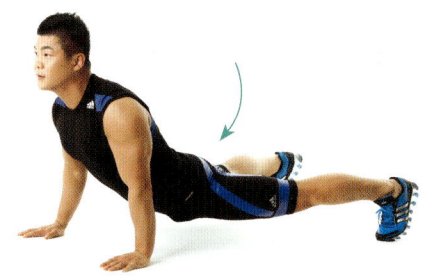

2 날숨
팔을 펴면서 엉덩이를 내린다.

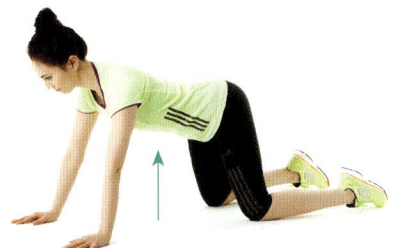
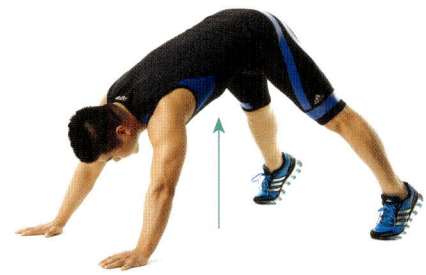

3
엉덩이를 올리며 준비자세로
돌아온다.

DAY 10 - 3RD

데드리프트

남 2kg
여 1kg

15회
3세트

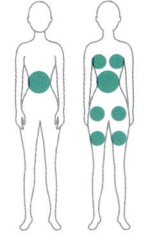

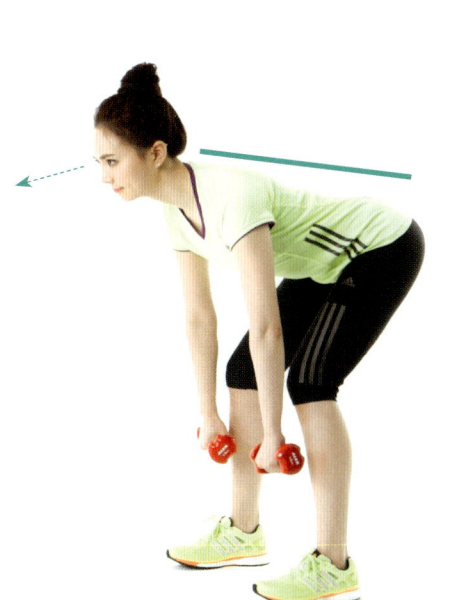
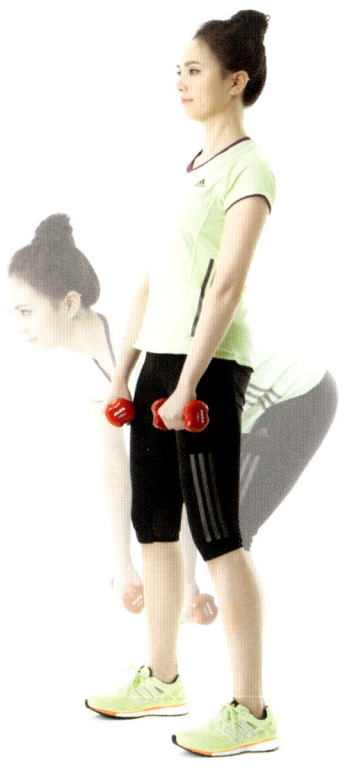
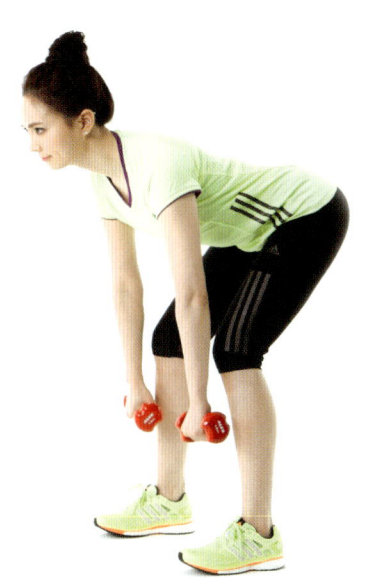

준비자세
아령을 잡고 다리를 어깨 너비로 벌린다. 무릎을 살짝 구부려 상체를 지면과 수평에 가깝게 내린다.

1 날숨
엉덩이에 힘을 주면서 골반을 앞으로 미는 느낌으로 일어선다.

2 들숨
상체를 내리면서 준비자세로 돌아온다.

TIP 시선은 항상 정면을 향하고 허리는 곧게 편다. ● 하체와 엉덩이 힘을 이용해서 골반을 앞으로 밀면 힙업의 효과를 볼 수 있다.

DAY 10

4 TH — 밴드 컬

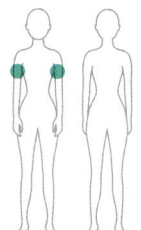

남성용
여성용

10회
3세트

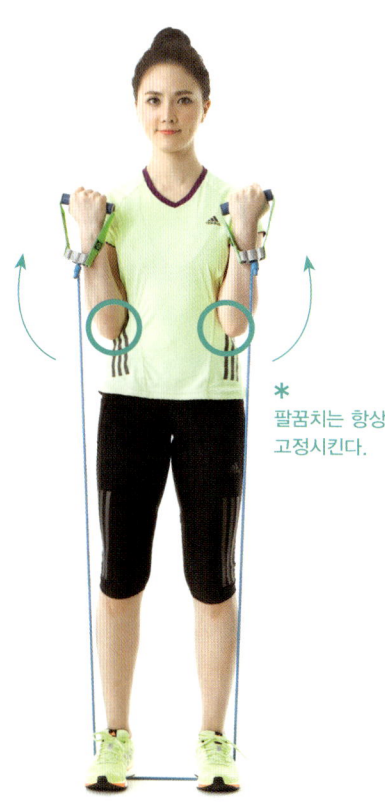

* 팔꿈치는 항상 고정시킨다.

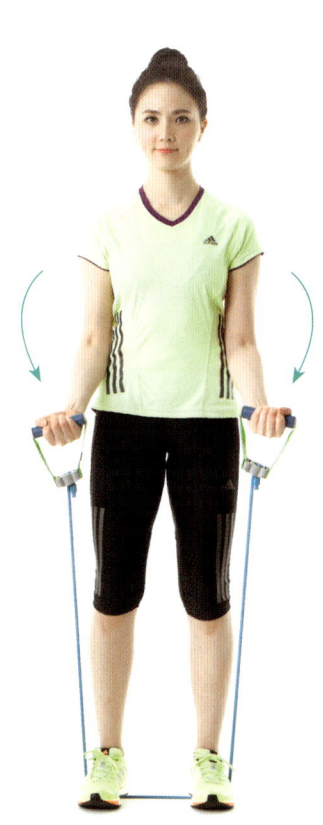

준비자세
밴드 중앙을 밟고 서서 팔을 90% 정도 폈을 때 밴드가 늘어지지 않도록 조정한다.

1 들숨
팔꿈치를 몸에 붙인 상태에서 팔을 접는다.

2 날숨
팔을 펴면서 준비자세로 돌아온다.

TIP 팔을 완전히 펴면 관절에 무리가 가고 근육을 쉬게 하기 때문에 완전히 펴지 않은 상태에서 근 수축을 지속적으로 하는 것이 좋다. ● 밴드 대신 스타킹으로 대체할 수 있다.

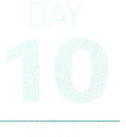

밴드 킥백

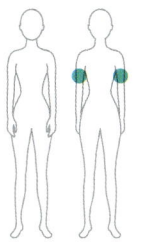

남성용
여성용

15회
3세트

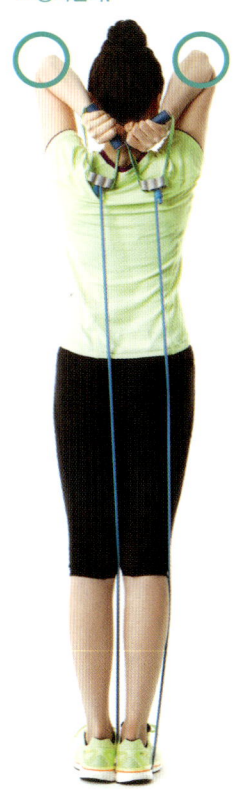

* 팜꿈치는 항상 고정시킨다.

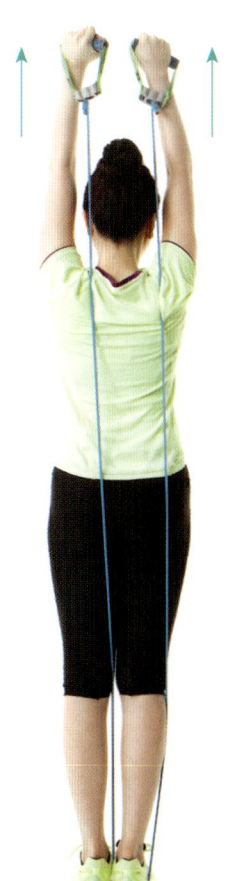

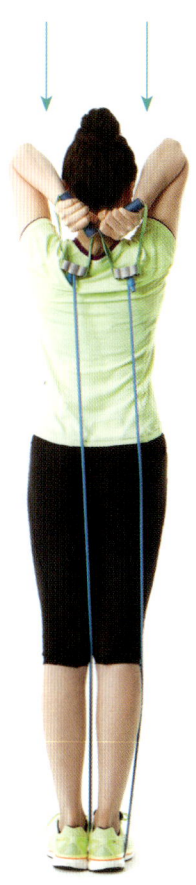

준비자세
밴드를 잡고 밴드 중앙을 밟고 서서 두 손을 머리 뒤로 모은다.

1 날숨
팔을 곧게 편 후 1~2초간 멈춘다.

2 들숨
천천히 접으며 준비자세로 돌아온다.

TIP 밴드 대신에 스타킹으로 대체 가능합니다.

DAY 10

6TH 스카이 레그레이즈

20회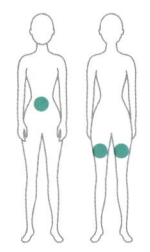

킹콩 11핏
스카이 레그레이즈 · 스트레이트 촙 크런치 · 더블 크런치 · 킹콩 크런치는 쉬지 않고 연결해서 운동합니다.

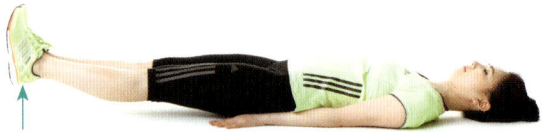

준비자세
바르게 누워 다리를 살짝 들어올린다.

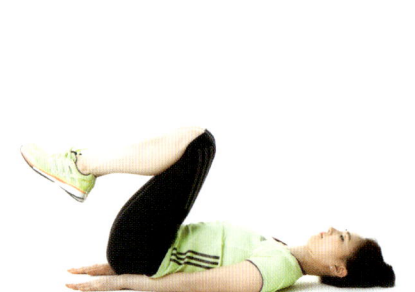

1
아랫배에 힘을 주면서 다리를 접어 올린다.

2
발이 하늘을 찌르듯 수직으로 올리며 골반도 살짝 들어올린다.

3
골반을 내리면서 다리를 접어내린다.

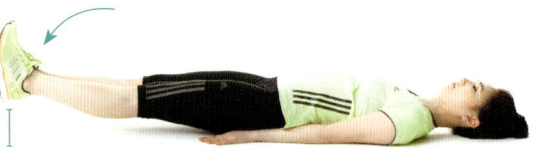

4
다리를 내리며 준비자세로 돌아온다.

TIP 양 손을 머리 뒤에 고정시키면 배 윗부분의 운동을 함께 진행할 수 있다.

DAY 10

7TH 스트레이트 촙 크런치

10회

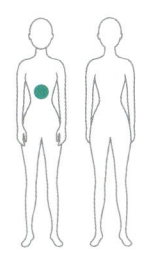

킹콩 11핏
스카이 레그레이즈 · 스트레이트 촙 크런치 · 더블 크런치 · 킹콩 크런치는 쉬지 않고 연결해서 운동합니다.

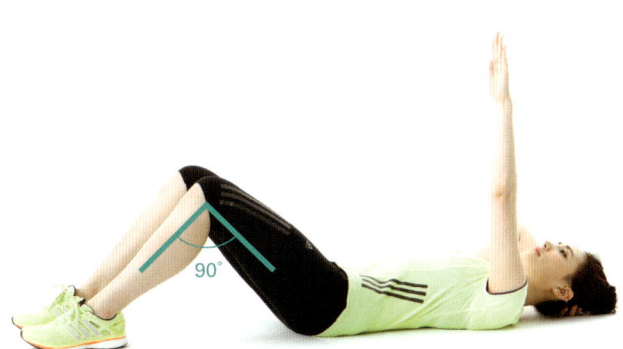

준비자세
바르게 누워 무릎을 직각으로 세우고
오른손은 머리 뒤에, 왼손은 수직으로 편다.

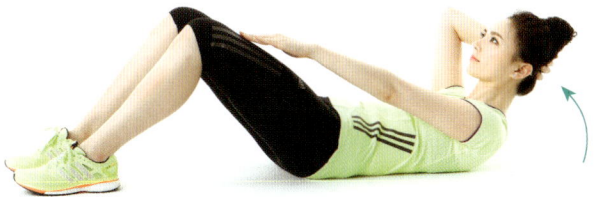

1
윗배에 자극을 느끼면서 뻗은 왼손으로
무릎을 찍는다.

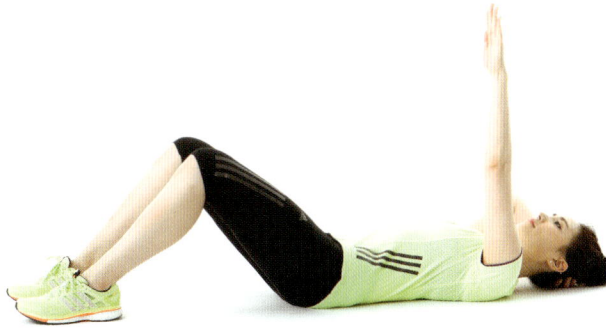

2
준비자세로 돌아온다.
* 횟수를 채우고 손을 바꿔 동일하게 실시한다.

TIP 목에 과도한 힘을 주지 않고 실시한다. ● 운동 중에 시선은 항상 무릎이나 대각선 아래를 향한다.

DAY 10

8TH 더블 크런치

120회

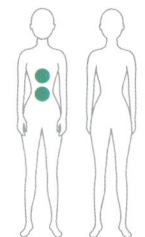

킹콩 11핏
스카이 레그레이즈 · 스트레이트 촙 크런치 · 더블 크런치 · 킹콩 크런치는 쉬지 않고 연결해서 운동합니다.

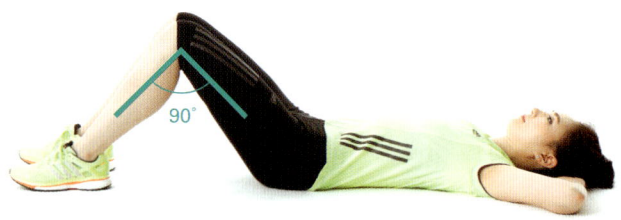

준비자세
바르게 누워 무릎을 직각으로 세우고 두 손은 머리 뒤에 놓는다.

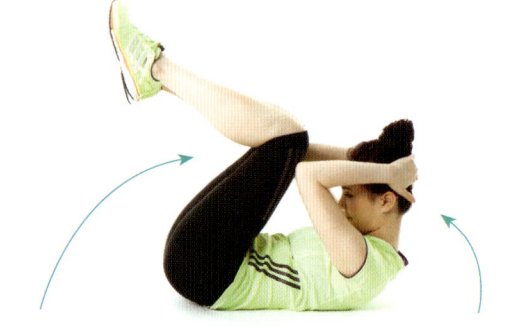

1
상체와 무릎을 동시에 들어올린다.

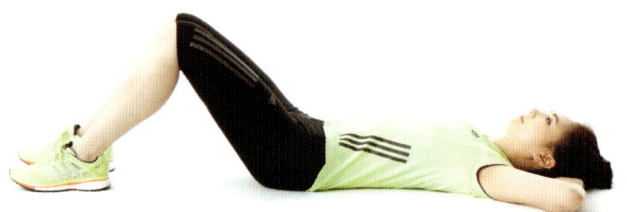

2
상체와 무릎을 내리면서 준비자세로 돌아온다.

DAY 10

9 TH

킹콩 크런치

10회

킹콩 11핏
스카이 레그레이즈 · 스트레이트 촙 크런치 · 더블 크런치 · 킹콩 크런치는 쉬지 않고 연결해서 운동합니다.

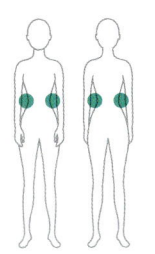

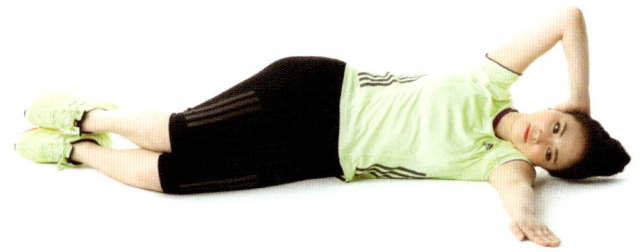

준비자세
옆으로 누워 바닥에 있는 왼손은 앞으로 곧게 펴고 오른손은 머리 뒤에 놓는다.

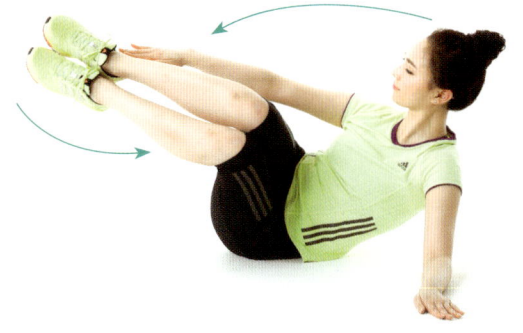

1
팔꿈치로 몸을 지탱하고 무릎을 가슴으로 당기면서 손으로 발뒤꿈치를 찍는다.

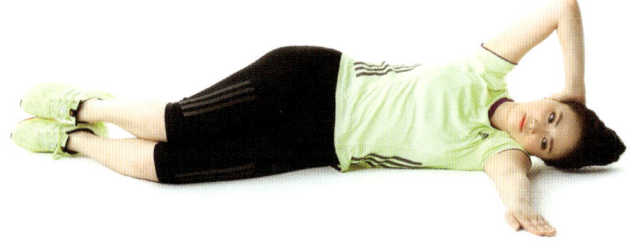

2
상체와 다리를 내리면서 준비자세로 돌아온다.

✱ 횟수를 채우고 손을 바꿔 동일하게 실시한다.

TIP 몸을 지탱하는 어깨를 너무 앞으로 빼면 상체를 지탱하기에 어려움이 있으니 유의한다.

DAY 11 / 1 ST

웨이브 푸시업

20회 3세트

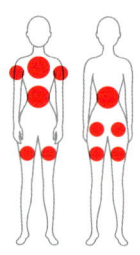

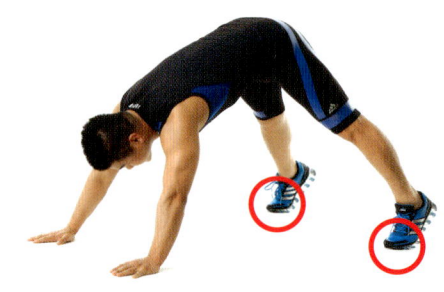

준비자세
다리를 벌려 여자는 무릎, 남자는 발끝을 지면에 고정한 채로 엎드린다.

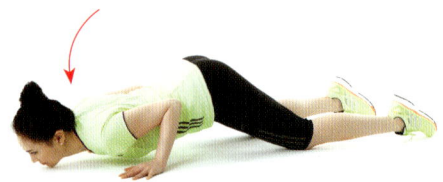
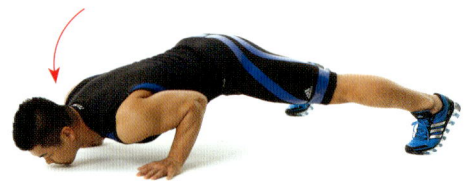

1 들숨
팔을 접으면서 상체만 먼저 바닥으로 내린다.

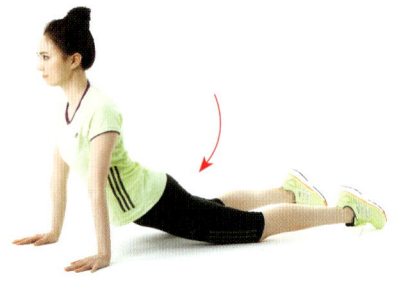
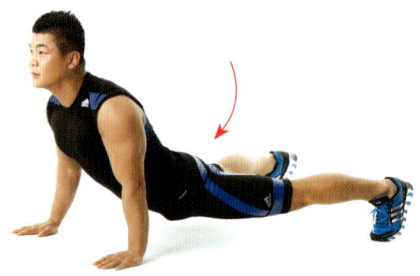

2 날숨
팔을 펴면서 엉덩이를 내린다.

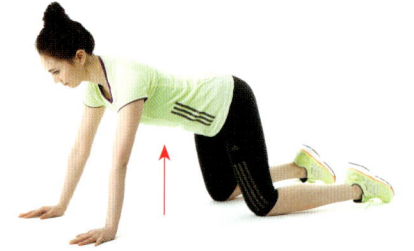
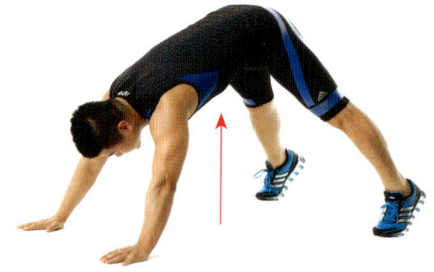

3
엉덩이를 올리며 준비자세로 돌아온다.

DAY 11 - 2ND

킹콩 롤링

남 3kg
여 2kg

10회
3세트

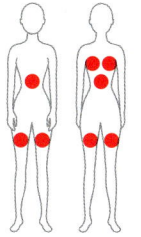

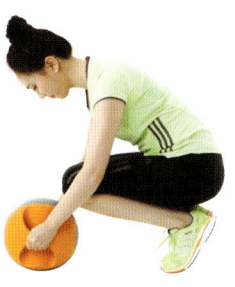

준비자세
바닥에 있는 공을 양 손으로 잡고 무릎을 접어 앉는다.

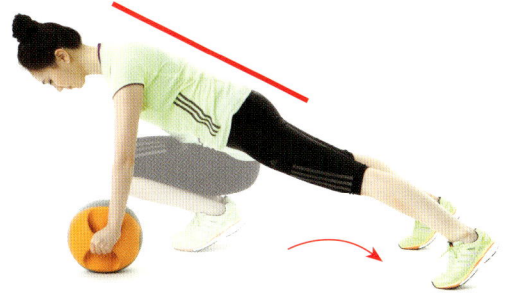

1
두 다리를 뒤로 뻗으면서 넓게 벌린다.

* 5초간 정지한 후 다음 자세로 넘어가면 허리와 골반쪽의 근력을 향상시킬 수 있다.

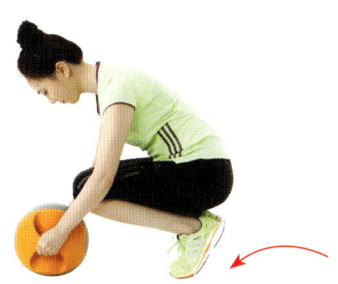

2
다리를 모으며 준비자세로 돌아온다.

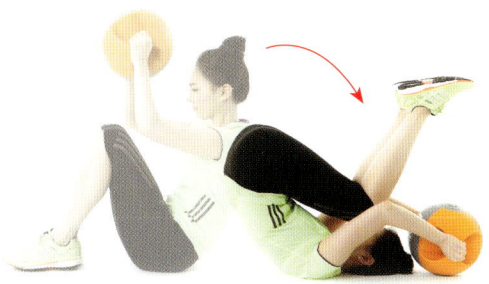

3
뒤로 넘어지면서 바닥에 공을 찍는다.

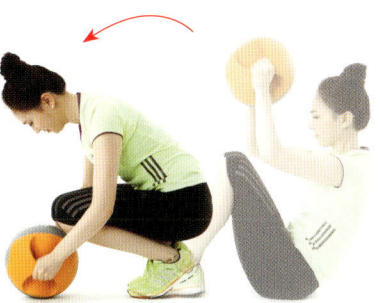

4
넘어진 반동을 이용하여 준비자세로 돌아온다.

TIP 공의 무게를 높일수록 복근과 옆구리의 라인을 만드는데 더욱 효과적이다.

DAY 11 3RD

데드리프트

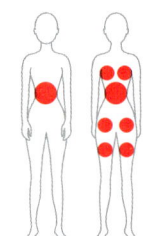

남 3kg
여 2kg

20회
3세트

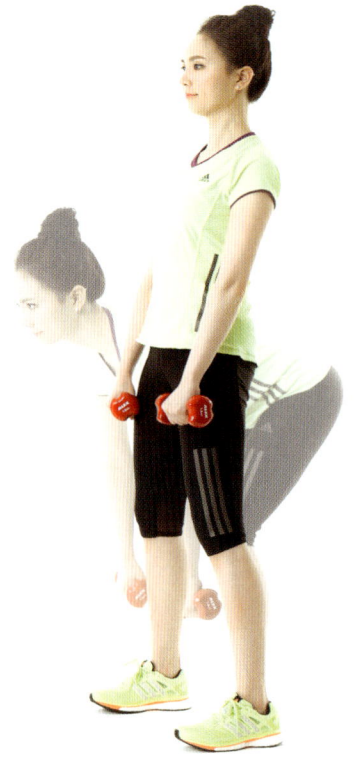

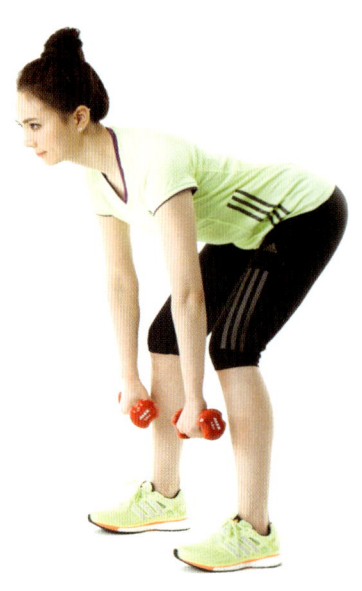

준비자세
아령을 잡고 다리를 어깨 너비로 벌린다. 무릎을 살짝 구부려 상체를 지면과 수평에 가깝게 내린다.

1 날숨
엉덩이에 힘을 주면서 골반을 앞으로 미는 느낌으로 일어선다.

2 들숨
상체를 내리면서 준비자세로 돌아온다.

TIP 하체와 엉덩이 힘을 이용해서 골반을 앞으로 밀면 힙업의 효과를 볼 수 있다. ● 운동이 점차 익숙해지면 아령의 무게를 높인다.

DAY 12 / 1ST

스피드 킹콩

남 3kg
여 2kg

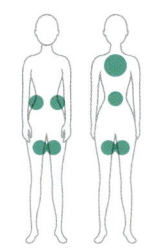
20회
3세트

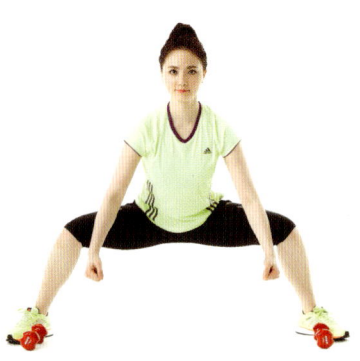

준비자세
발을 넓게 벌려 발 안쪽에 아령을 놓고 팔꿈치를 허벅지에 기댄다.

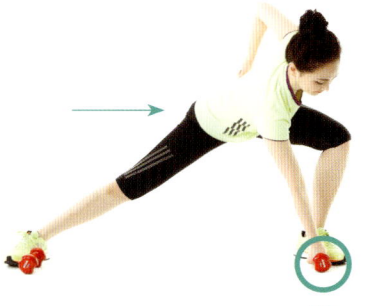

1
왼쪽으로 이동하면서 허리를 틀어 오른손으로 아령을 잡고 왼손 팔꿈치는 하늘을 향해 찌른다.

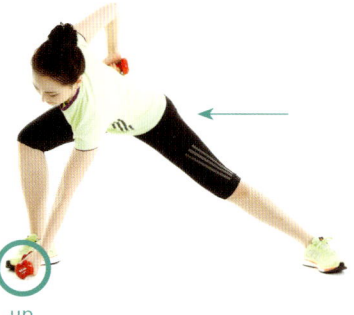

2
오른쪽으로 이동하면서 허리를 틀어 왼손으로 아령을 잡고 오른손 팔꿈치는 하늘을 향해 찌른다.

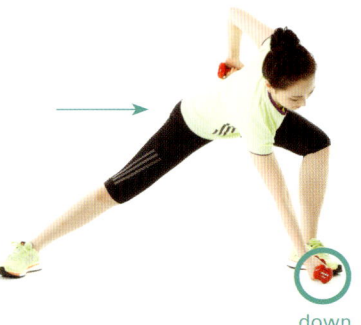

3
허리와 골반, 팔꿈치를 같은 방식으로 움직이면서 오른손의 아령을 내려놓는다.

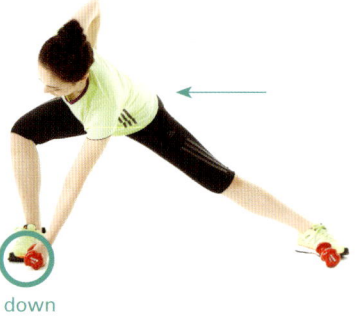

4
허리와 골반, 팔꿈치를 같은 방식으로 움직이면서 왼손의 아령을 내려놓는다.

TIP 스피드 킹콩은 등과 허리, 허벅지의 라인을 잡아주는데 효과적이다. ● 동작이 숙달되면 아령의 무게를 1kg씩 늘린다.

DAY 12 - 2ND

밴드 킥백

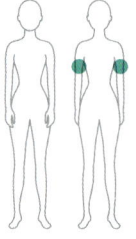

남성용
여성용

15회
3세트

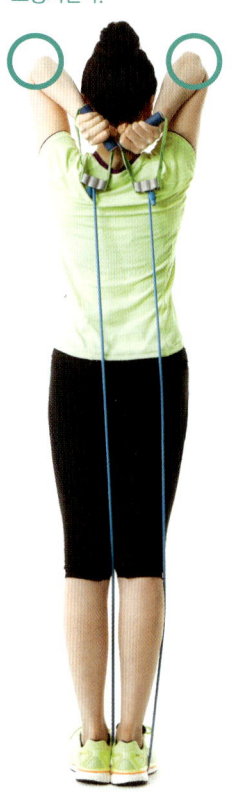

* 팜꿈치는 항상 고정시킨다.

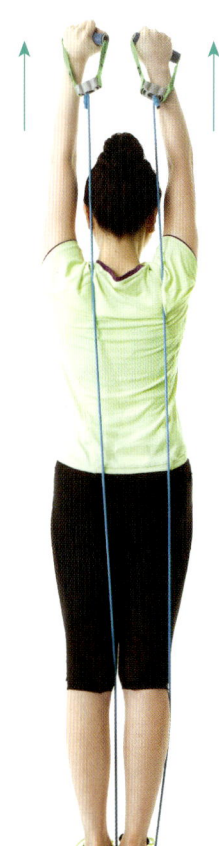

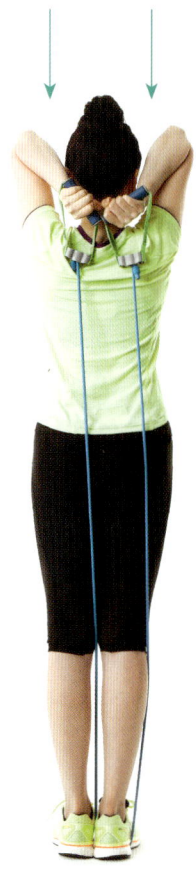

준비자세
밴드를 잡고 밴드 중앙을 밟고 서서 두 손을 머리 뒤로 모은다.

1 날숨
팔을 곧게 편 후 1~2초간 멈춘다.

2 들숨
천천히 접으며 준비자세로 돌아온다.

TIP 밴드 대신 스타킹으로 대체가 가능하다.

DAY 12
3RD

밴드 컬

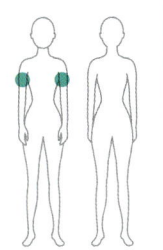

남성용
여성용

10회
3세트

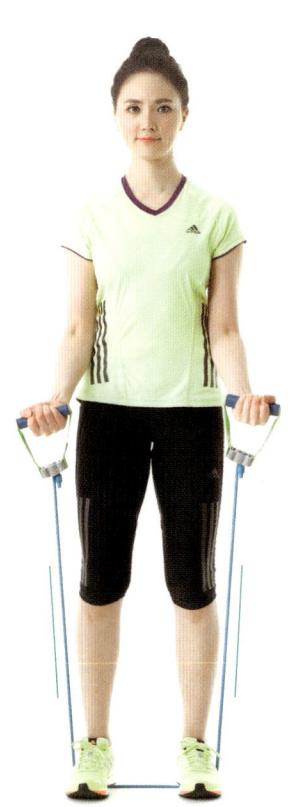

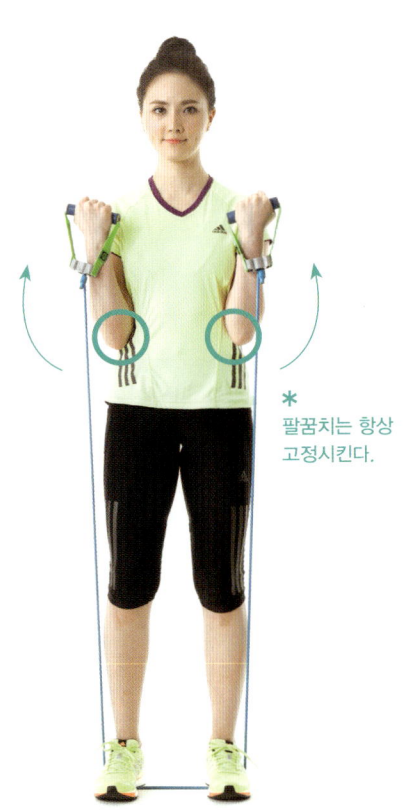

* 팔꿈치는 항상 고정시킨다.

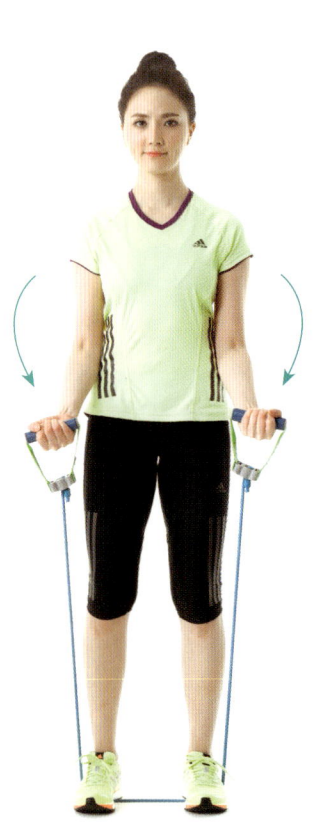

준비자세
밴드 중앙을 밟고 서서 팔을 90% 정도 폈을 때 밴드가 늘어지지 않도록 조정한다.

1 들숨
팔꿈치를 몸에 붙인 상태에서 팔을 접는다.

2 날숨
팔을 펴면서 준비자세로 돌아온다.

TIP 밴드 대신 스타킹으로 대체할 수 있다.

DAY 12
4 TH

킹콩 점프

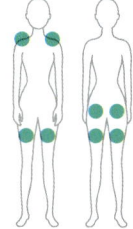

남 3kg
여 2kg

20회
3세트

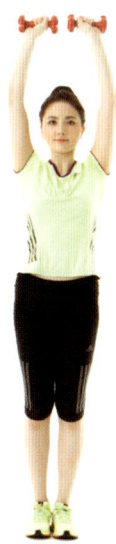

준비자세
두 발을 모으고 서서 아령을 든
두 손을 머리 위로 올린다.

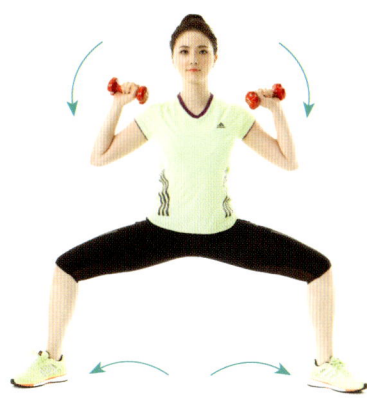

1
가볍게 점프하면서 발을 넓게 벌리고
두 손은 어깨 높이로 이동한다.

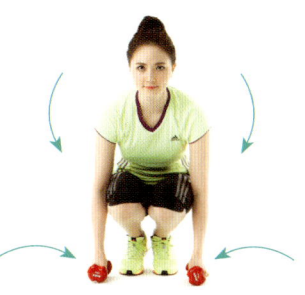

2
다시 가볍게 점프하고 발을 모아
앉으면서 두 손을 아래로 내린다.

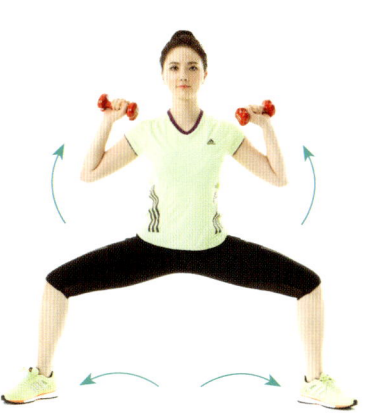

3
힘차게 일어나 가볍게 점프하면서 발을
벌리고 두 손은 어깨 높이로 이동한다.

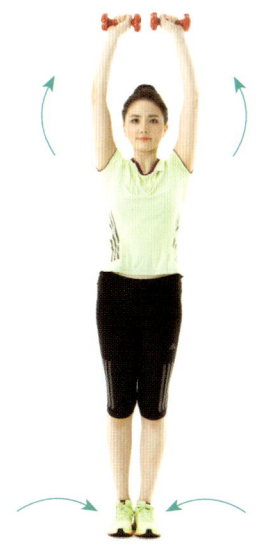

4
가볍게 점프하면서 준비동작으로
돌아온다.

TIP 운동을 하면서 점차 체력이 향상 되면 무게를 조금씩 늘린다.

DAY 13 / 1ST

킹콩 스쿼트

남 3kg
여 2kg

20회
3세트

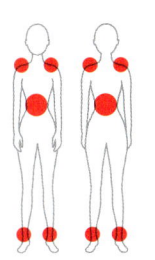

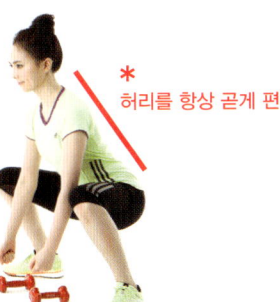

준비자세
아령을 발 안쪽에 놓고 다리를 넓게 벌려 골반을 최대한 내린다.

* 허리를 항상 곧게 편다.

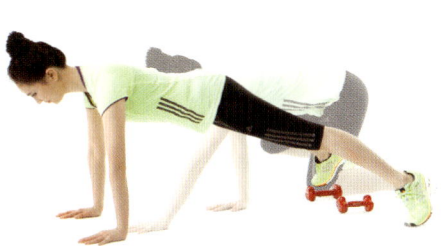

1
손바닥으로 전진해서 몸이 일직선이 되었을 때 잠시 정지한다.

* 남자는 팔굽혀펴기 1회 실시한다.

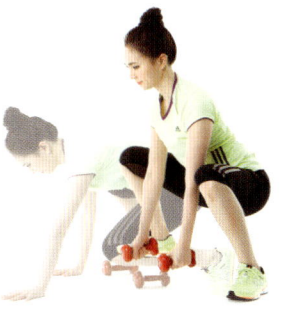

2
준비자세로 돌아와 아령을 잡는다.

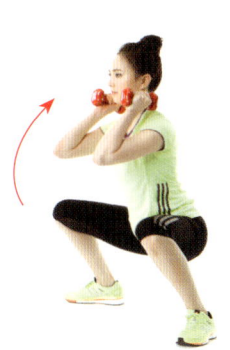

3
골반과 허리의 반동으로 아령을 어깨 위로 올린다.

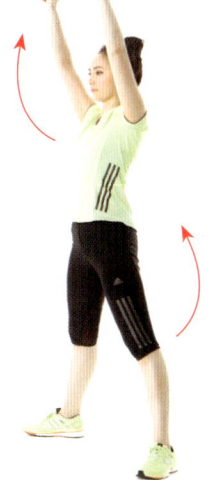

4
엉덩이에서 하체 순서로 힘을 주고 일어나면서 아령을 높이 들어올린다.

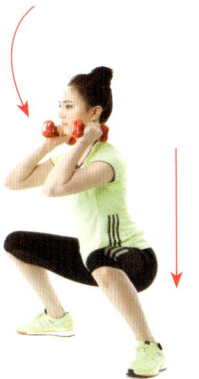

5
아령을 어깨 높이로 내리면서 앉는다.

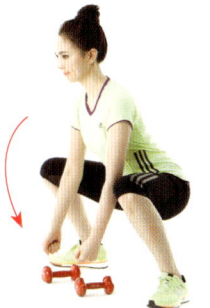

6
바닥에 아령을 내리며 준비자세로 돌아온다.

TIP 아령 대신 무게가 나가는 공으로 실시하면 어깨의 비대칭을 교정하는데 효과적이다.

DAY 13 - 2ND

킹콩 점프

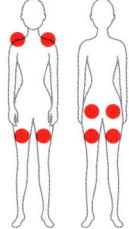

남 3kg
여 2kg

20회
3세트

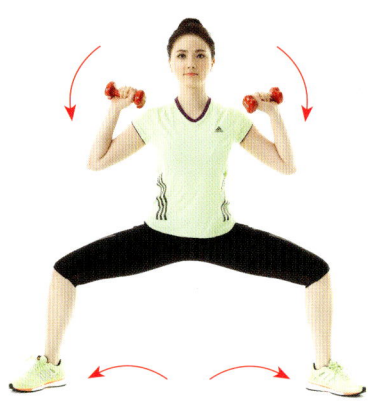

1
가볍게 점프하면서 발을 넓게 벌리고 두 손은 어깨 높이로 이동한다.

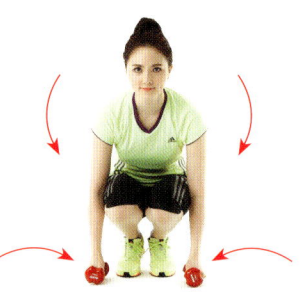

2
다시 가볍게 점프하고 발을 모아 앉으면서 두 손을 아래로 내린다.

준비자세
두 발을 모으고 서서 아령을 든 두 손을 머리 위로 올린다.

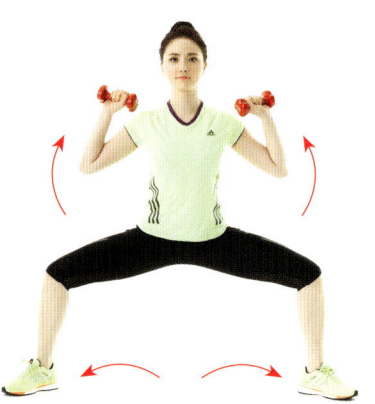

3
힘차게 일어나 가볍게 점프하면서 발을 벌리고 두 손은 어깨 높이로 이동한다.

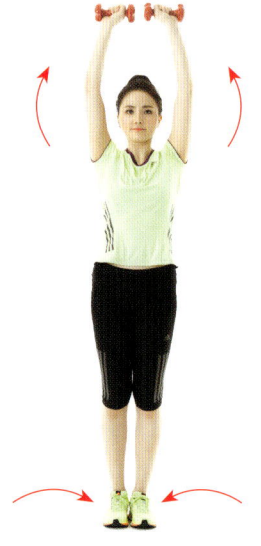

4
가볍게 점프하면서 준비동작으로 돌아온다.

TIP 운동을 하면서 점차 체력이 향상 되면 무게를 조금씩 늘린다.

DAY 13

3 RD

데드리프트

남 3kg
여 2kg

20회
3세트

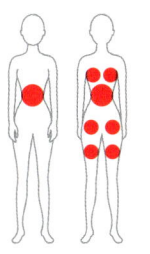

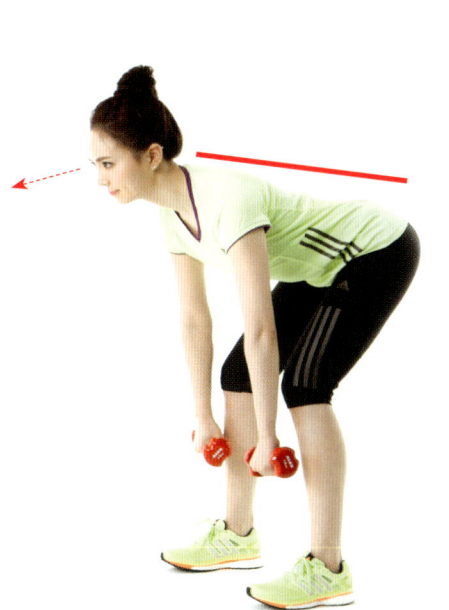
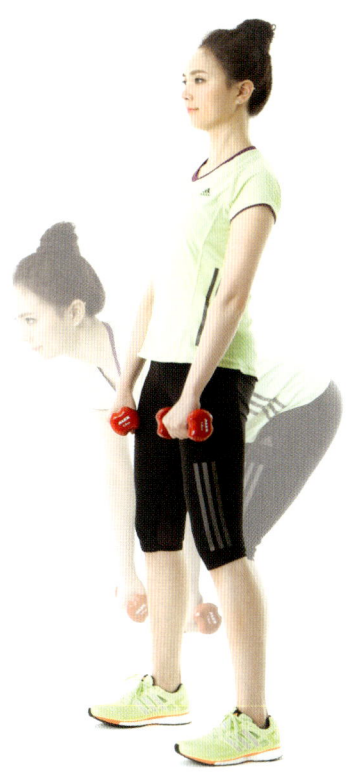
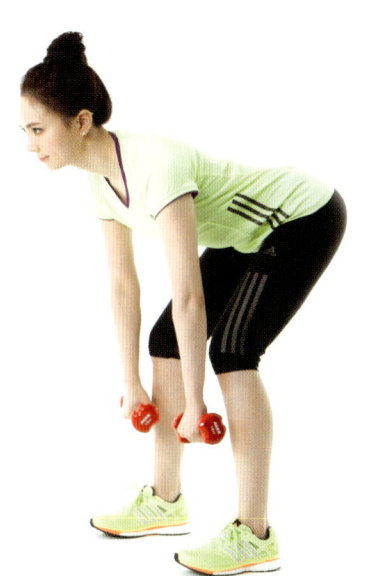

준비자세
아령을 잡고 다리를 어깨 너비로 벌린다. 무릎을 살짝 구부려 상체를 지면과 수평에 가깝게 내린다.

1 날숨
엉덩이에 힘을 주면서 골반을 앞으로 미는 느낌으로 일어선다.

2 들숨
상체를 내리면서 준비자세로 돌아온다.

TIP 시선은 항상 정면을 향하고 허리는 곧게 편다.

DAY 13 / 4 TH

쉬림프 점프

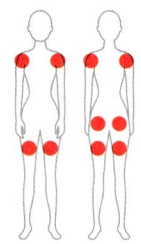

남 3kg / 여 2kg
20회 3세트

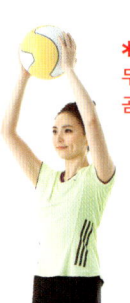

준비자세
바르게 서서 공을 머리 위로 들어 올린다.

* 두 팔은 항상 곧게 편다.

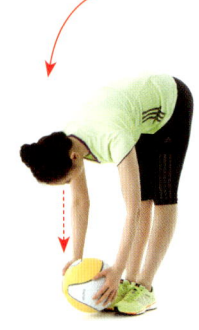

1
스트레칭 하듯 몸을 앞으로 접어 공을 아래로 내린다.

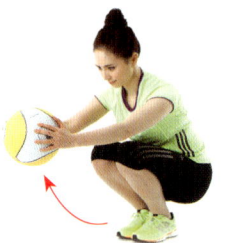

2
무릎을 접으며 공을 가슴 정면으로 올린다.

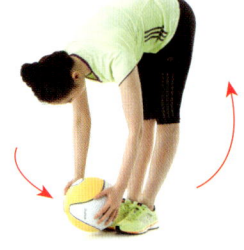

3
무릎을 펴면서 상체를 숙여 공을 아래로 내린다.

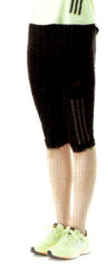

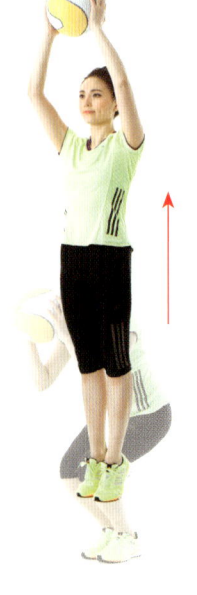

4
공을 머리 위로 올리면서 점프한다.

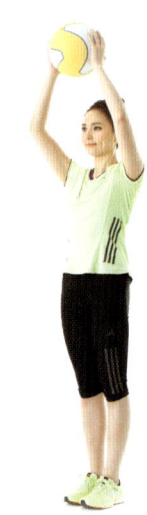

5
착지하며 준비자세로 돌아온다.

TIP 공이 얼굴 아래로 내려오면 시선은 항상 공을 향한다.

DAY 14
1ST

스피드 킹콩

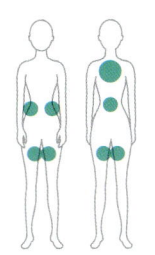

남 3kg
여 2kg

20회
3세트

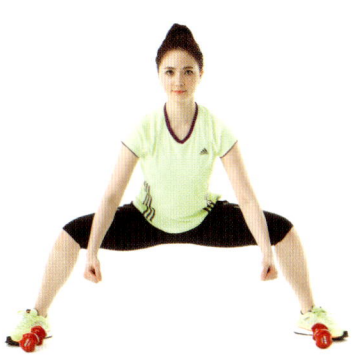

준비자세
발을 넓게 벌려 발 안쪽에 아령을 놓고 팔꿈치를 허벅지에 기댄다.

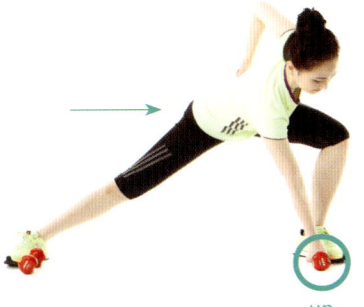

1
왼쪽으로 이동하면서 허리를 틀어 오른손으로 아령을 잡고 왼손 팔꿈치는 하늘을 향해 찌른다.

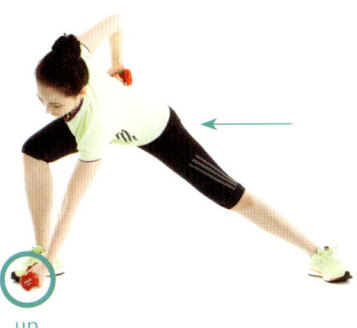

2
오른쪽으로 이동하면서 허리를 틀어 왼손으로 아령을 잡고 오른손 팔꿈치는 하늘을 향해 찌른다.

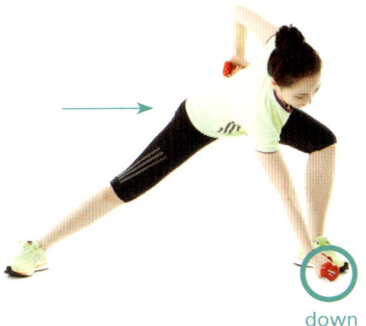

3
허리와 골반, 팔꿈치를 같은 방식으로 움직이면서 오른손의 아령을 내려놓는다.

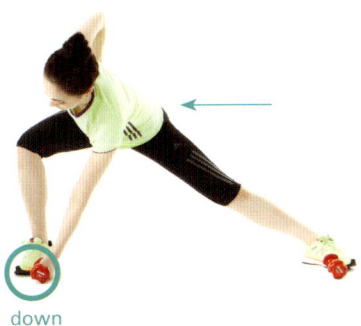

4
허리와 골반, 팔꿈치를 같은 방식으로 움직이면서 왼손의 아령을 내려놓는다.

TIP 동작이 숙달되면 아령의 무게를 1kg씩 늘린다.

DAY 14 — 2ND

킹콩 롤링

 남 3kg / 여 2kg
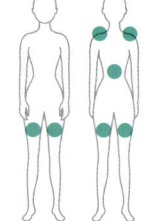 20회 3세트

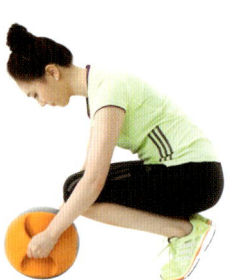

준비자세
바닥에 있는 공을 양 손으로 잡고 무릎을 접어 앉는다.

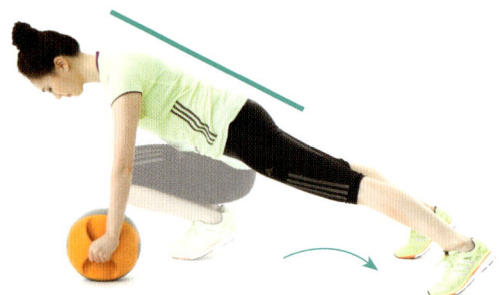

1
두 다리를 뒤로 뻗으면서 넓게 벌린다.

* 5초간 정지한 후 다음 자세로 넘어가면 허리와 골반쪽의 근력을 향상시킬 수 있다.

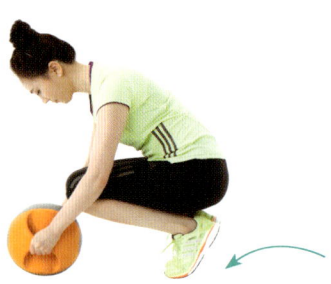

2
다리를 모으며 준비자세로 돌아온다.

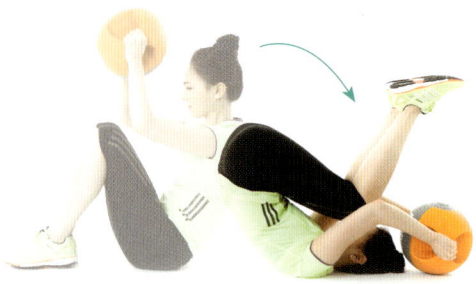

3
뒤로 넘어지면서 바닥에 공을 찍는다.

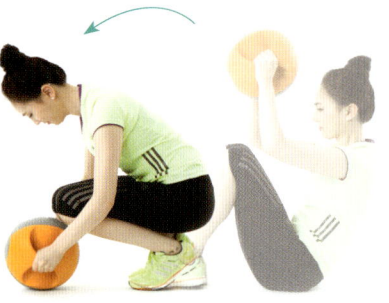

4
넘어진 반동을 이용하여 준비자세로 돌아온다.

TIP 공의 무게를 높일수록 복근과 옆구리의 라인을 만드는데 더욱 효과적이다.

DAY 14 - 3RD

킹콩 크런치

20회 3세트

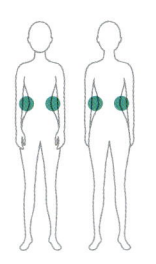

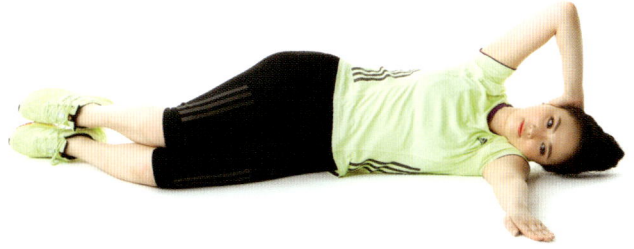

준비자세
옆으로 누워 바닥에 있는 왼손은 앞으로 곧게 펴고 오른손은 머리 뒤에 놓는다.

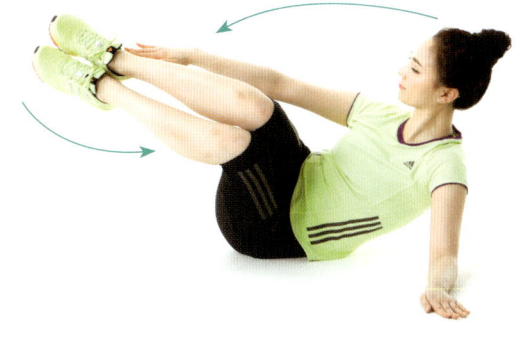

1
팔꿈치로 몸을 지탱하고 무릎을 가슴으로 당기면서 손으로 발뒤꿈치를 찍는다.

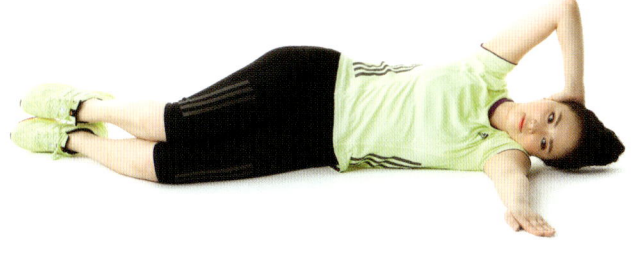

2
상체와 다리를 내리면서 준비자세로 돌아온다.

* 횟수를 채우고 손을 바꿔 동일하게 실시한다.

TIP 팔을 펴지 않고 팔꿈치를 무릎에 가져가면 더욱 효과적이다. ● 운동이 숙달되면 물통이나 아령을 들고 실시한다.

DAY 14 4TH

킹콩 스쿼트

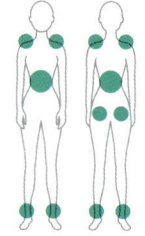

남 3kg
여 2kg

20회
3세트

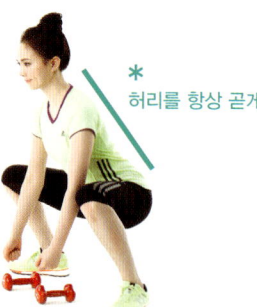

준비자세
아령을 발 안쪽에 놓고 다리를 넓게 벌려 골반을 최대한 내린다.

* 허리를 항상 곧게 편다.

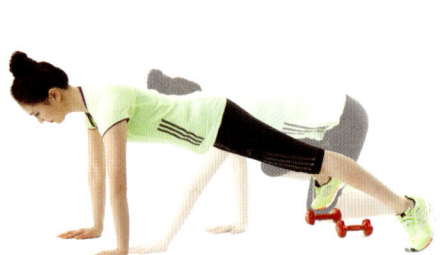

1
손바닥으로 전진해서 몸이 일직선이 되었을 때 잠시 정지한다.

* 남자는 팔굽혀펴기 1회 실시한다.

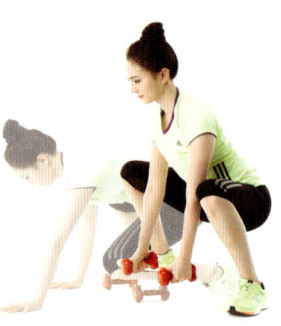

2
준비자세로 돌아와 아령을 잡는다.

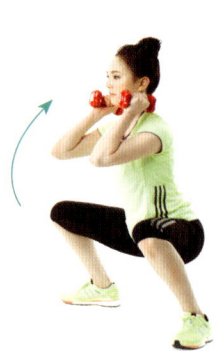

3
골반과 허리의 반동으로 아령을 어깨 위로 올린다.

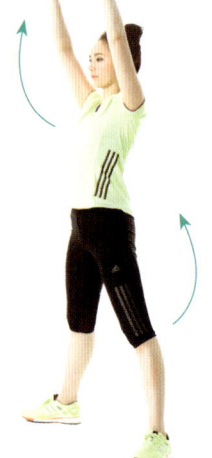

4
엉덩이에서 하체 순서로 힘을 주고 일어나면서 아령을 높이 들어올린다.

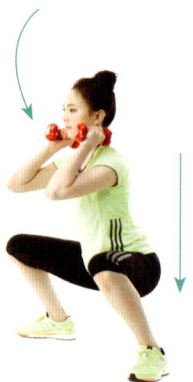

5
아령을 어깨 높이로 내리면서 앉는다.

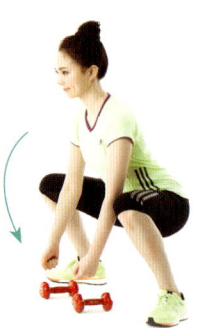

6
바닥에 아령을 내리며 준비자세로 돌아온다.

TIP 아령 대신 무게가 나가는 공으로 실시하면 어깨의 비대칭을 교정하는데 효과적이다.

DAY 14
5 TH

데드리프트

남 3kg
여 2kg

20회
3세트

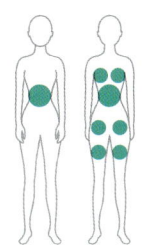

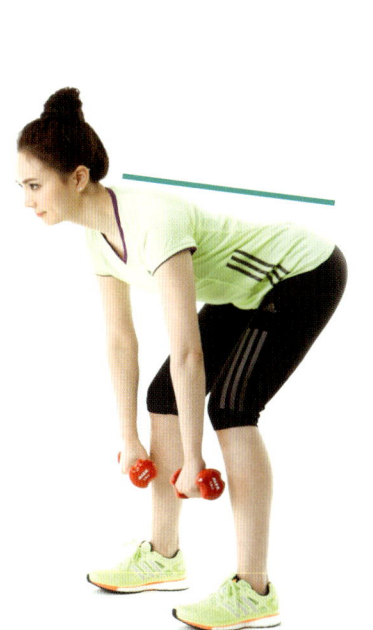
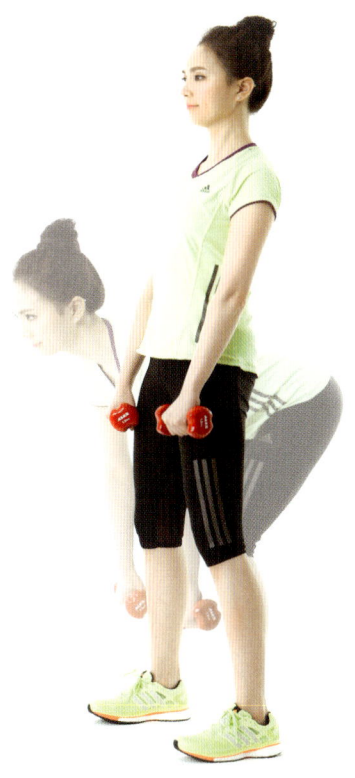
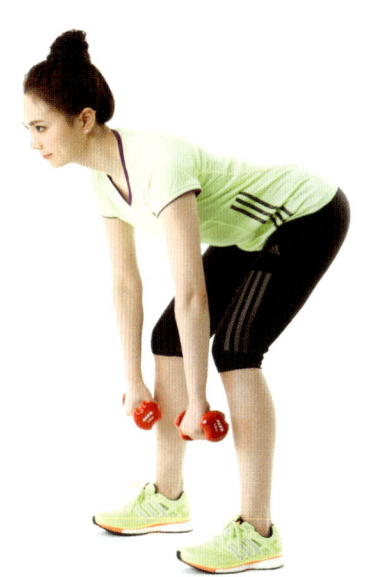

준비자세
아령을 잡고 다리를 어깨 너비로 벌린다. 무릎을 살짝 구부려 상체를 지면과 수평에 가깝게 내린다.

1 날숨
엉덩이에 힘을 주면서 골반을 앞으로 미는 느낌으로 일어선다.

2 들숨
상체를 내리면서 준비자세로 돌아온다.

TIP 하체와 엉덩이 힘을 이용해서 골반을 앞으로 밀면 힙업의 효과를 볼 수 있다. ● 운동이 점차 익숙해지면 아령의 무게를 높인다.

DAY 15
1ST

스카이 레그레이즈

30회

킹콩 11핏
스카이 레그레이즈 · 스트레이트 촙 크런치 · 더블 크런치 · 킹콩 크런치는 쉬지 않고 연결해서 운동합니다.

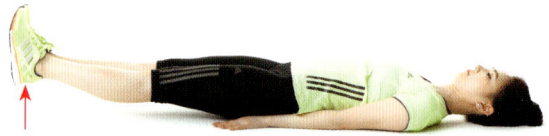

준비자세
바르게 누워 다리를 살짝 들어올린다.

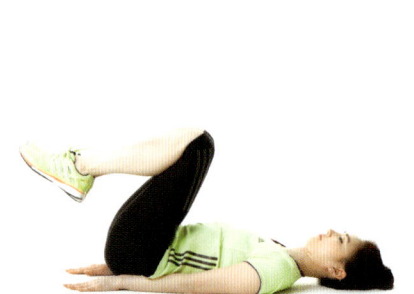

1
아랫배에 힘을 주면서 다리를 접어 올린다.

2
발이 하늘을 찌르듯 수직으로 올리며 골반도 살짝 들어올린다.

3
골반을 내리면서 다리를 접어내린다.

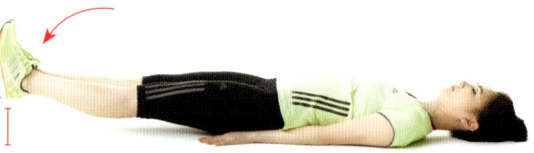

4
다리를 내리며 준비자세로 돌아온다.

TIP 양 손을 머리 뒤에 고정시키면 배 윗부분의 운동을 함께 진행할 수 있다.

DAY 15 - 2ND

스트레이트 촙 크런치

20회

킹콩 11핏
스카이 레그레이즈 · 스트레이트 촙 크런치 · 더블 크런치 · 킹콩 크런치는 쉬지 않고 연결해서 운동합니다.

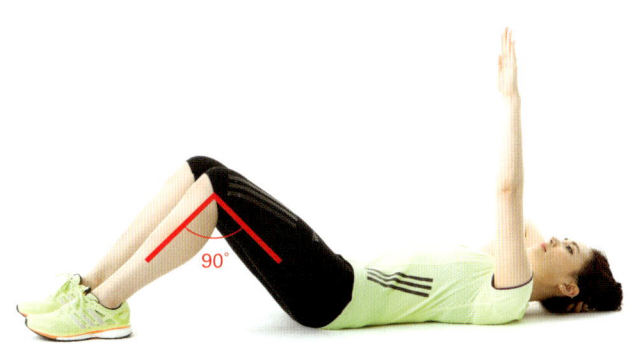

준비자세
바르게 누워 무릎을 직각으로 세우고 오른손은 머리 뒤에, 왼손은 수직으로 편다.

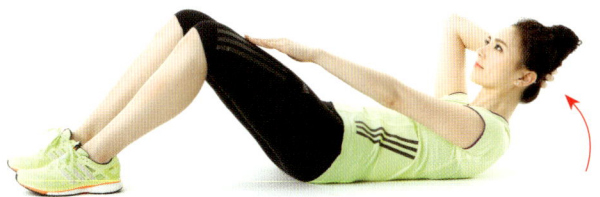

1
윗배에 자극을 느끼면서 뻗은 왼손으로 무릎을 찍는다.

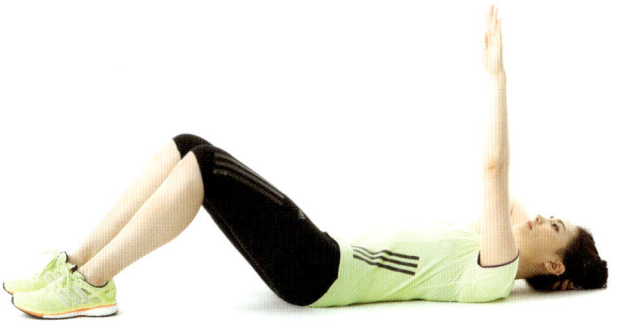

2
준비자세로 돌아온다.
* 횟수를 채운 후 손을 바꿔 동일하게 실시한다.

TIP 체력이 점차 향상되면 물병이나 아령을 들고 실시한다.

DAY 15 — 3RD

더블 크런치

30회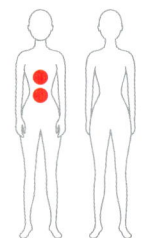

킹콩 11핏
스카이 레그레이즈 · 스트레이트 촙 크런치 · 더블 크런치 · 킹콩 크런치는 쉬지 않고 연결해서 운동합니다.

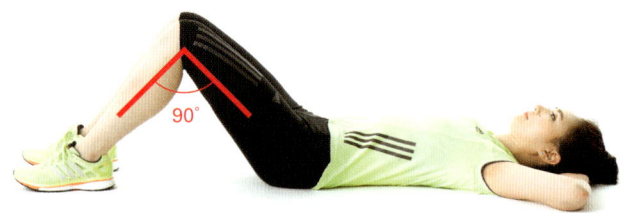

준비자세
바르게 누워 무릎을 직각으로 세우고 두 손은 머리 뒤에 놓는다.

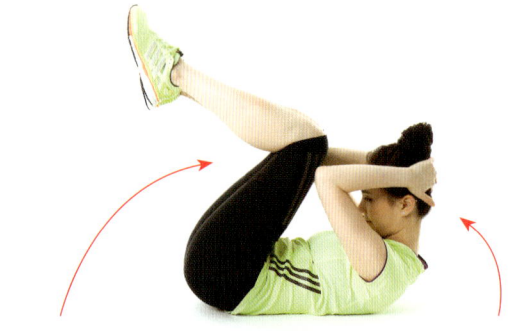

1
상체와 무릎을 동시에 들어올린다.

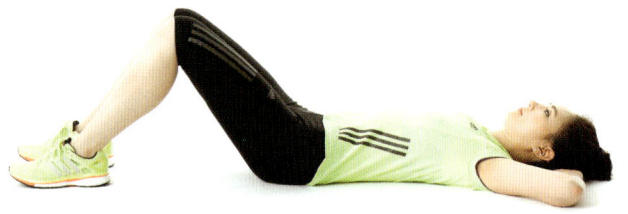

2
상체와 무릎을 내리면서 준비자세로 돌아온다.

DAY 15 4TH

킹콩 크런치

20회

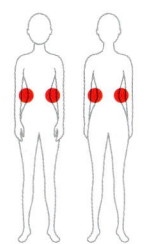

킹콩 11핏
스카이 레그레이즈 · 스트레이트 촙 크런치 · 더블 크런치 · 킹콩 크런치는 쉬지 않고 연결해서 운동합니다.

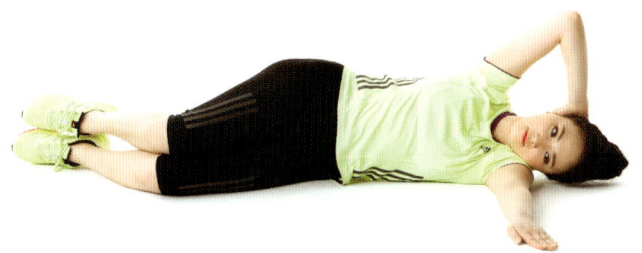

준비자세
옆으로 누워 바닥에 있는 왼손은 앞으로 곧게 펴고 오른손은 머리 뒤에 놓는다.

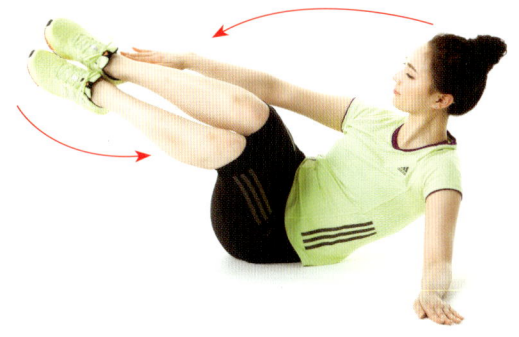

1
팔꿈치로 몸을 지탱하고 무릎을 가슴으로 당기면서 손으로 발뒤꿈치를 찍는다.

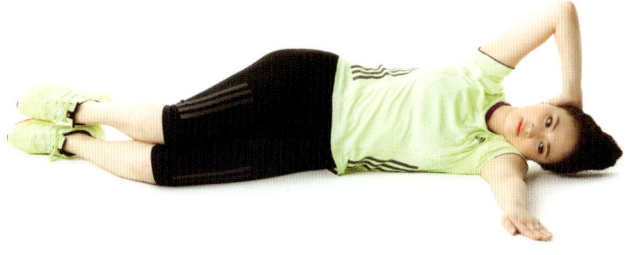

2
상체와 다리를 내리면서 준비자세로 돌아온다.

✱ 횟수를 채우고 손을 바꿔 동일하게 실시한다.

TIP 팔을 펴지 않고 팔꿈치를 무릎에 가져가면 더욱 효과적이다. ● 운동이 숙달되면 물통이나 아령을 들고 실시한다.

DAY 15
5 TH

데드리프트

남 3kg
여 2kg

20회
3세트

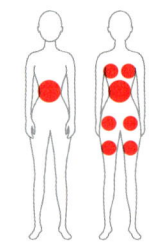

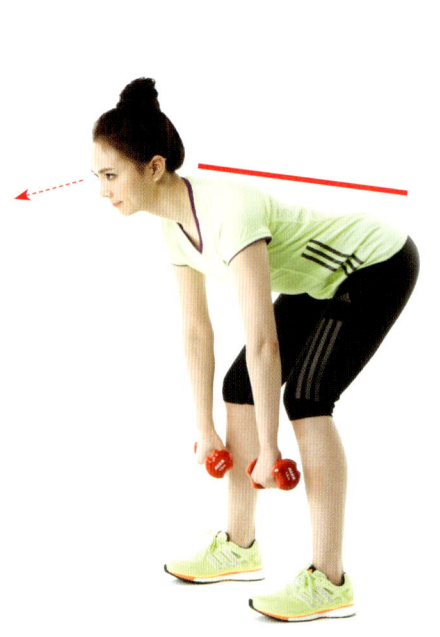
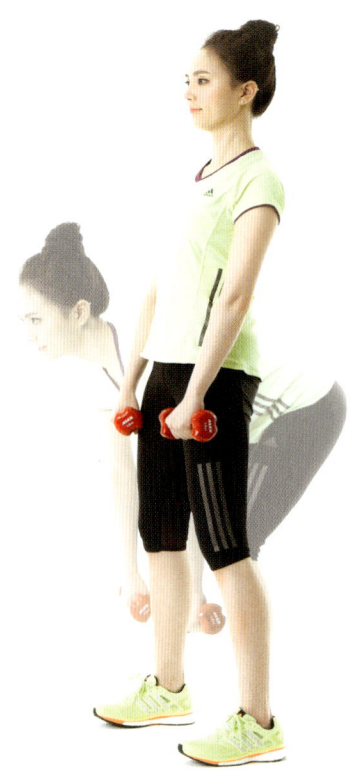
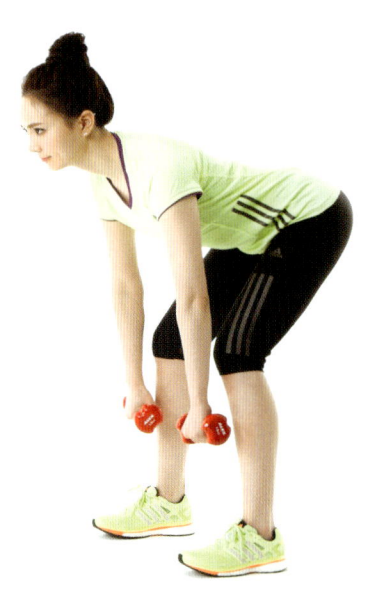

준비자세
아령을 잡고 다리를 어깨 너비로 벌린다. 무릎을 살짝 구부려 상체를 지면과 수평에 가깝게 내린다.

1 날숨
엉덩이에 힘을 주면서 골반을 앞으로 미는 느낌으로 일어선다.

2 들숨
상체를 내리면서 준비자세로 돌아온다.

TIP 하체와 엉덩이 힘을 이용해서 골반을 앞으로 밀면 힙업의 효과를 볼 수 있다. ● 운동이 점차 익숙해지면 아령의 무게를 높인다.

DAY 15

6 TH

킹콩 롤링

남 3kg
여 2kg

10회
3세트

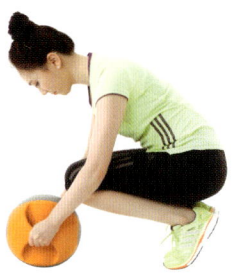

준비자세
바닥에 있는 공을 양 손으로 잡고 무릎을 접어 앉는다.

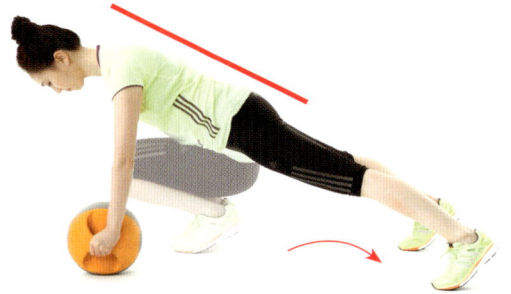

1
두 다리를 뒤로 뻗으면서 넓게 벌린다.

* 5초간 정지한 후 다음 자세로 넘어가면 허리와 골반쪽의 근력을 향상시킬 수 있다.

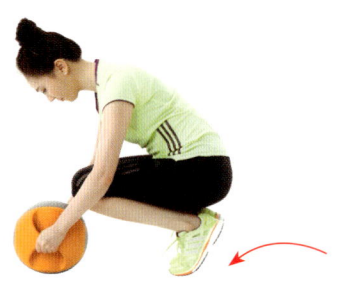

2
다리를 모으며 준비자세로 돌아온다.

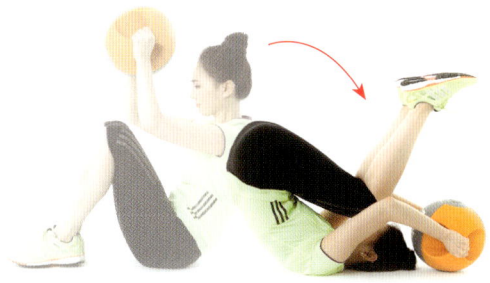

3
뒤로 넘어지면서 바닥에 공을 찍는다.

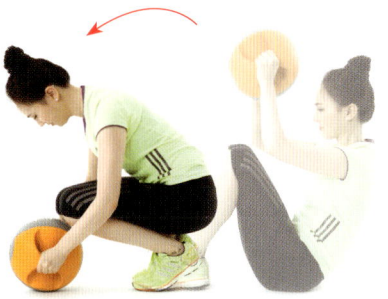

4
넘어진 반동을 이용하여 준비자세로 돌아온다.

TIP 공의 무게를 높일수록 복근과 옆구리의 라인을 만드는데 더욱 효과적이다.

DAY 16

1 ST

웨이브 푸시업

20회 3세트

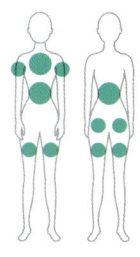

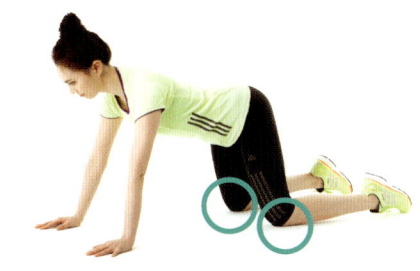
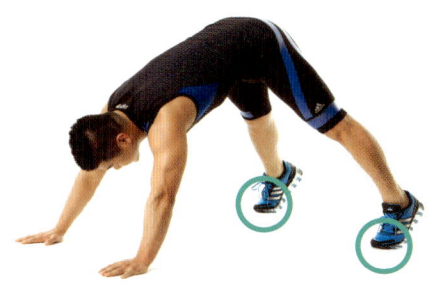

준비자세
다리를 벌려 여자는 무릎, 남자는 발끝을 지면에 고정한 채로 엎드린다.

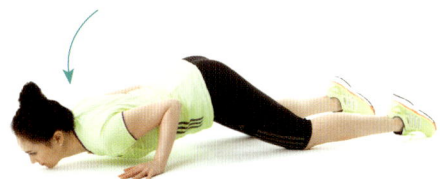
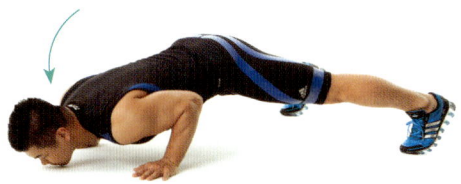

1 들숨
팔을 접으면서 상체만 먼저 바닥으로 내린다.

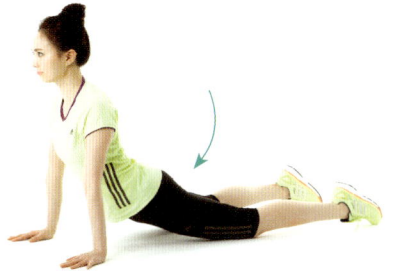
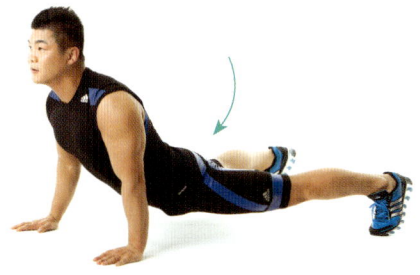

2 날숨
팔을 펴면서 엉덩이를 내린다.

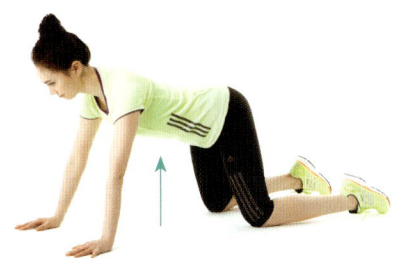
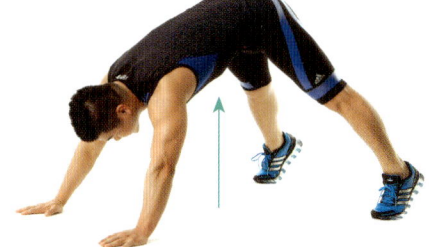

3
엉덩이를 올리며 준비자세로 돌아온다.

TIP 개인의 체력에 따라 팔굽혀펴기의 횟수를 높여도 좋다.

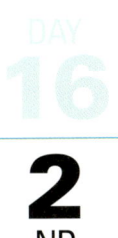

킹콩 롤링

DAY 16 / 2ND

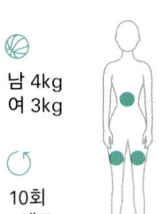
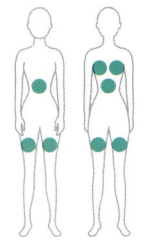

남 4kg
여 3kg

10회
3세트

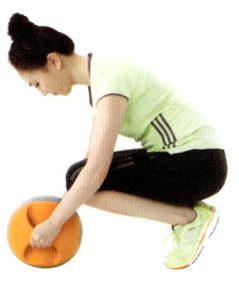
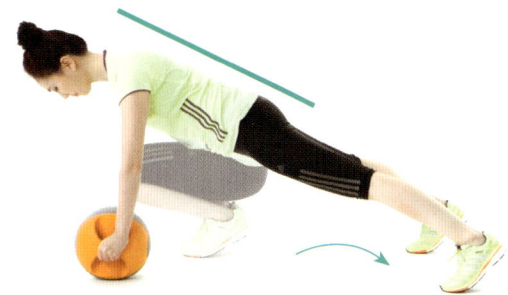
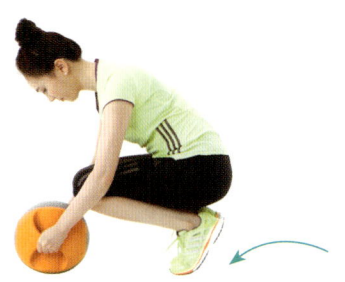

준비자세
바닥에 있는 공을 양 손으로 잡고 무릎을 접어 앉는다.

1
두 다리를 뒤로 뻗으면서 넓게 벌린다.
* 5초간 정지한 후 다음 자세로 넘어가면 허리와 골반쪽의 근력을 향상시킬 수 있다.

2
다리를 모으며 준비자세로 돌아온다.

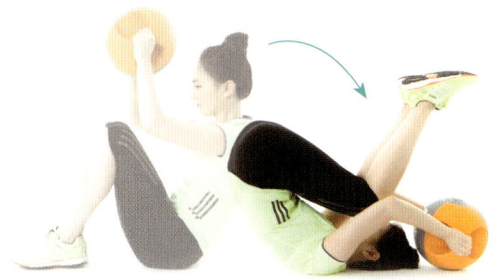
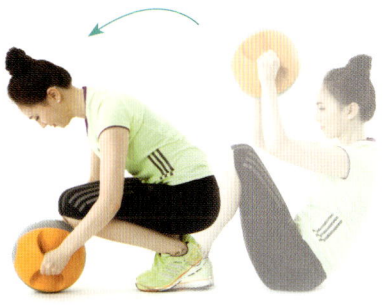

3
뒤로 넘어지면서 바닥에 공을 찍는다.

4
넘어진 반동을 이용하여 준비자세로 돌아온다.

TIP 공의 무게를 높일수록 복근과 옆구리의 라인을 만드는데 더욱 효과적이다.

데드리프트

DAY 16 / 3 RD

남 4kg / 여 3kg
20회 3세트

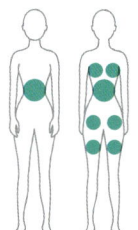

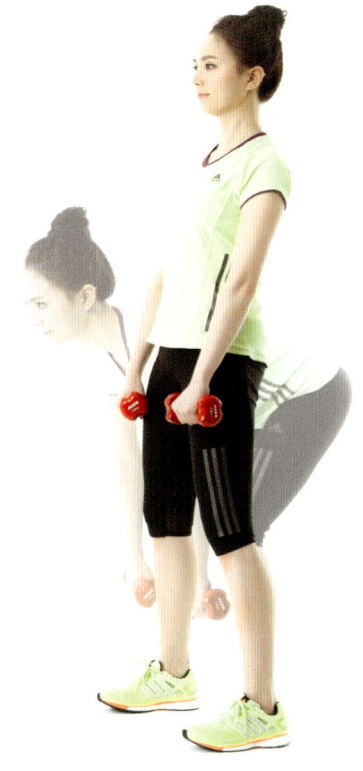

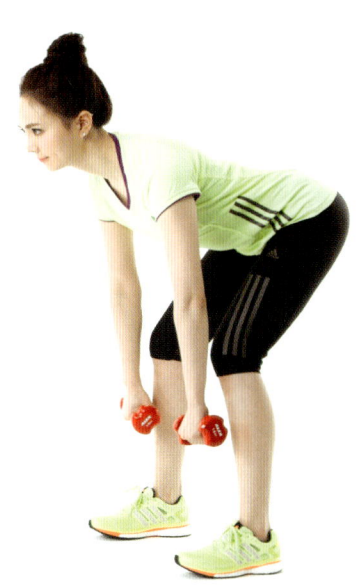

준비자세
아령을 잡고 다리를 어깨 너비로 벌린다. 무릎을 살짝 구부려 상체를 지면과 수평에 가깝게 내린다.

1 날숨
엉덩이에 힘을 주면서 골반을 앞으로 미는 느낌으로 일어선다.

2 들숨
상체를 내리면서 준비자세로 돌아온다.

TIP 하체와 엉덩이 힘을 이용해서 골반을 앞으로 밀면 힙업의 효과를 볼 수 있다. ● 운동이 점차 익숙해지면 아령의 무게를 높인다.

DAY 16

4 TH

스카이 레그레이즈

20회
3세트

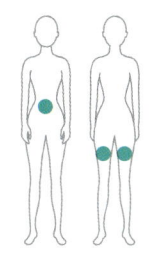

킹콩 11핏
스카이 레그레이즈 · 스트레이트 촙 크런치 · 더블 크런치 · 킹콩 크런치는 쉬지 않고 연결해서 운동합니다.

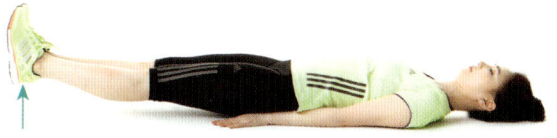

준비자세
바르게 누워 다리를 살짝 들어올린다.

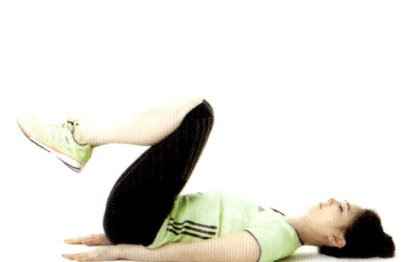

1
아랫배에 힘을 주면서 다리를 접어 올린다.

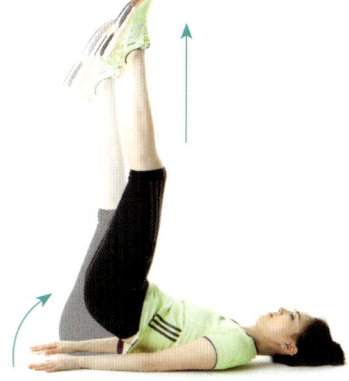

2
발이 하늘을 찌르듯 수직으로 올리며 골반도 살짝 들어올린다.

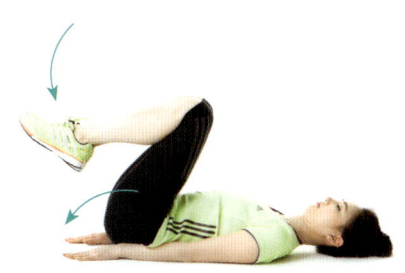

3
골반을 내리면서 다리를 접어내린다.

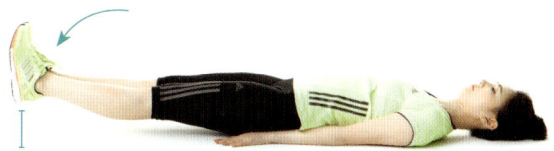

4
다리를 내리며 준비자세로 돌아온다.

TIP 양 손을 머리 뒤에 고정시키면 배 윗부분의 운동을 함께 진행할 수 있다.

DAY 16 — 5TH 스트레이트 촙 크런치

20회 3세트

킹콩 11핏
스카이 레그레이즈 · 스트레이트 촙 크런치 · 더블 크런치 · 킹콩 크런치는 쉬지 않고 연결해서 운동합니다.

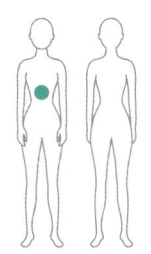

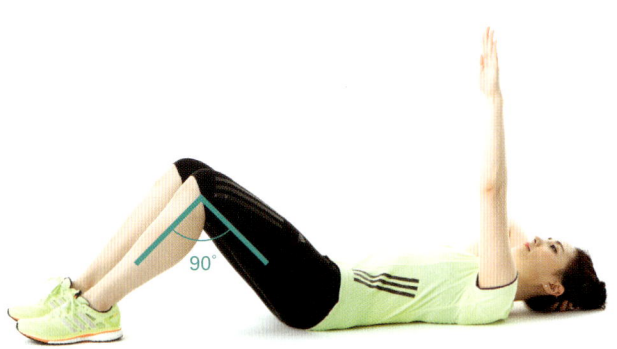

준비자세
바르게 누워 무릎을 직각으로 세우고 오른손은 머리 뒤에, 왼손은 수직으로 편다.

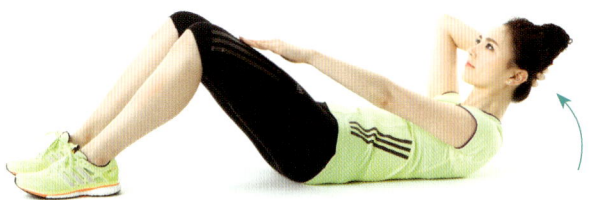

1
윗배에 자극을 느끼면서 뻗은 왼손으로 무릎을 찍는다.

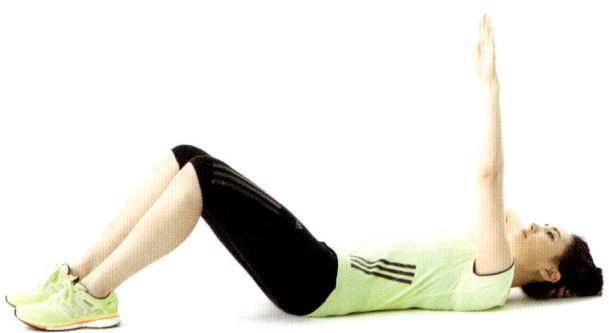

2
준비자세로 돌아온다.
* 횟수를 채우고 손을 바꿔 동일하게 실시한다.

TIP 체력이 점차 향상되면 물병이나 아령을 들고 실시한다. ● 심화 동작으로, 올라간 손의 반대쪽 무릎을 찍으면 상복부에 자극을 더 줄수 있다.

더블 크런치

DAY 16 / 6TH

킹콩 11핏
스카이 레그레이즈 · 스트레이트 촙 크런치 · 더블 크런치 · 킹콩 크런치는 쉬지 않고 연결해서 운동합니다.

20회 3세트

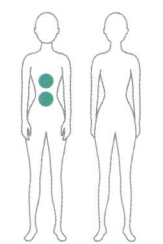

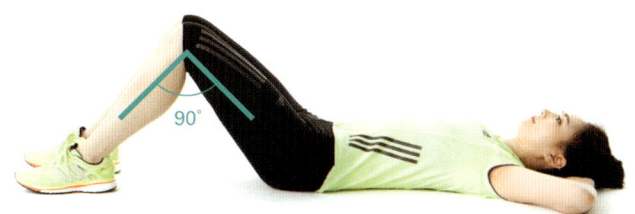

준비자세
바르게 누워 무릎을 직각으로 세우고 두 손은 머리 뒤에 놓는다.

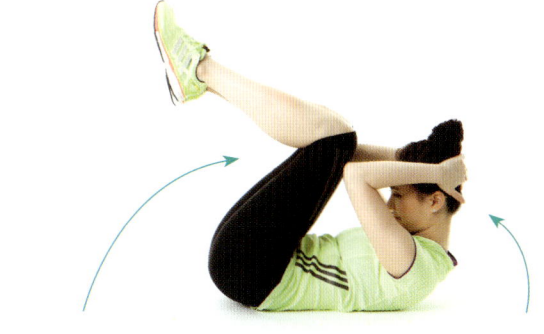

1
상체와 무릎을 동시에 들어올린다.

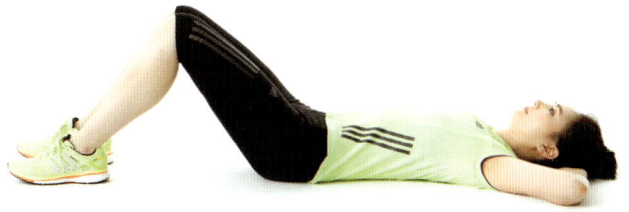

2
상체와 무릎을 내리면서 준비자세로 돌아온다.

TIP 다리를 수직으로 세워 무릎을 펼수록 복부에 더 많은 운동 효과를 줄 수 있다.

DAY 16

7TH 킹콩 크런치

20회 3세트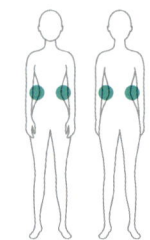

킹콩 11핏
스카이 레그레이즈 · 스트레이트 촙 크런치 · 더블 크런치 · 킹콩 크런치는 쉬지 않고 연결해서 운동합니다.

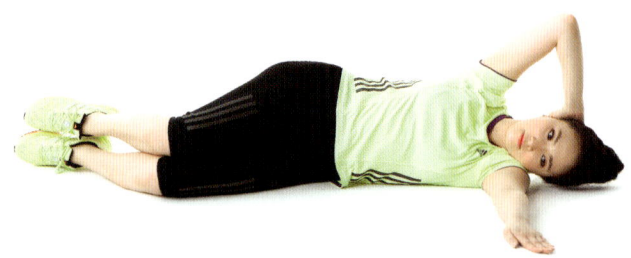

준비자세
옆으로 누워 바닥에 있는 왼손은 앞으로 곧게 펴고 오른손은 머리 뒤에 놓는다.

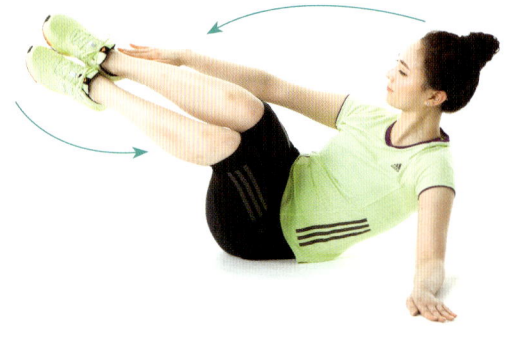

1
팔꿈치로 몸을 지탱하고 무릎을 가슴으로 당기면서 손으로 발뒤꿈치를 찍는다.

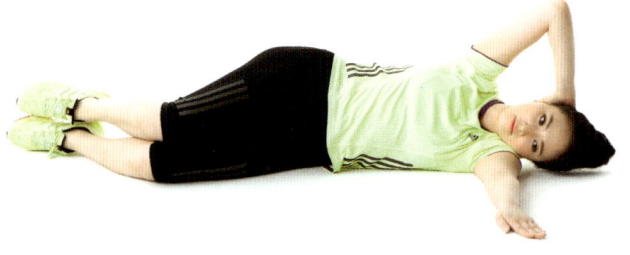

2
상체와 다리를 내리면서 준비자세로 돌아온다.

✱ 횟수를 채우고 손을 바꿔 동일하게 실시한다.

TIP 팔을 펴지 않고 팔꿈치를 무릎에 가져가면 더욱 효과적이다. ● 운동이 숙달되면 물통이나 아령을 들고 실시한다.

DAY 17
1ST

스피드 킹콩

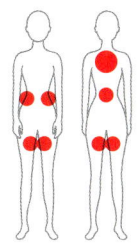

남 4kg
여 3kg

20회
3세트

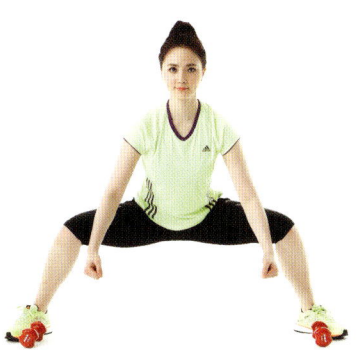

준비자세
발을 넓게 벌려 발 안쪽에 아령을 놓고 팔꿈치를 허벅지에 기댄다.

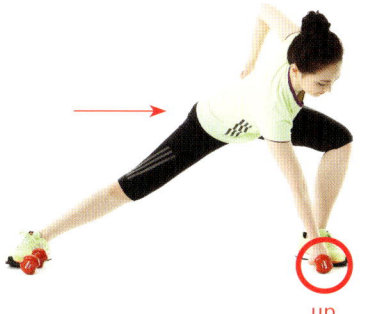

1
왼쪽으로 이동하면서 허리를 틀어 오른손으로 아령을 잡고 왼손 팔꿈치는 하늘을 향해 찌른다.

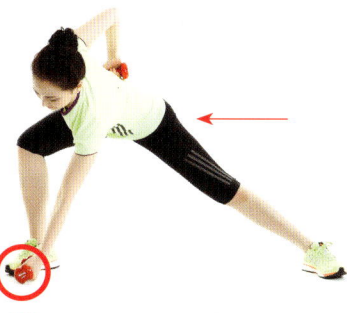

2
오른쪽으로 이동하면서 허리를 틀어 왼손으로 아령을 잡고 오른손 팔꿈치는 하늘을 향해 찌른다.

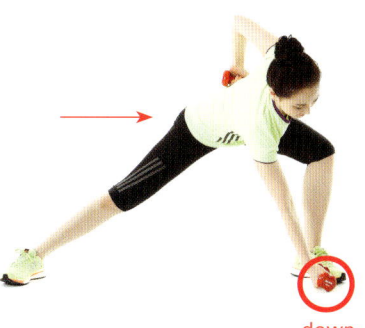

3
허리와 골반, 팔꿈치를 같은 방식으로 움직이면서 오른손의 아령을 내려놓는다.

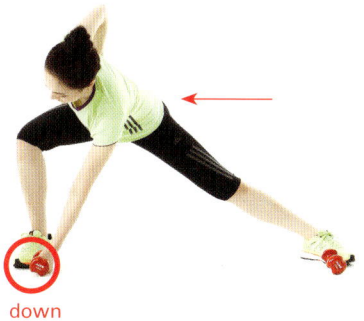

4
허리와 골반, 팔꿈치를 같은 방식으로 움직이면서 왼손의 아령을 내려놓는다.

TIP 스피드 킹콩은 등과 허리, 허벅지의 라인을 잡아주는데 효과적이다. ● 동작이 숙달되면 아령의 무게를 1kg씩 늘린다.

DAY 17

2ND

밴드 킥백

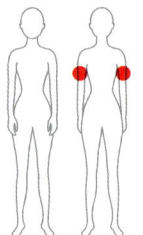

남성용
여성용

20회
3세트

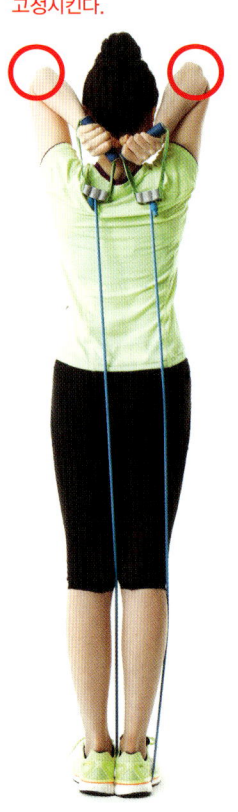

* 팔꿈치는 항상 고정시킨다.

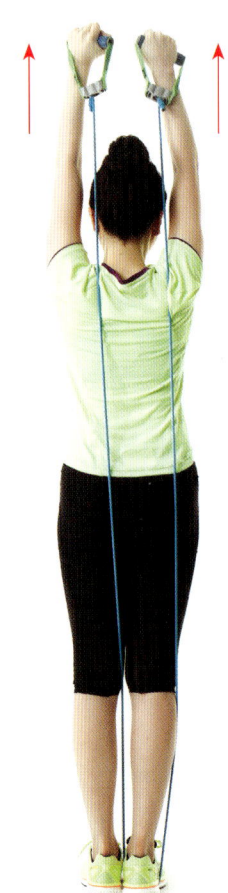

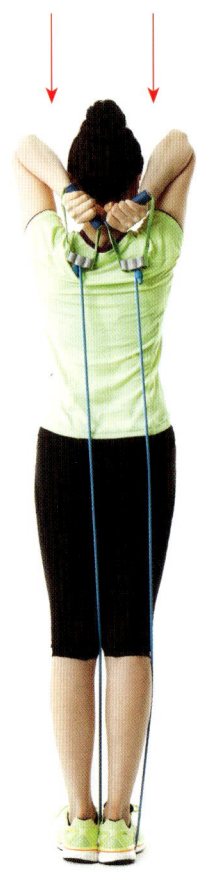

준비자세
밴드를 잡고 밴드 중앙을 밟고 서서 두 손을 머리 뒤로 모은다.

1 날숨
팔을 곧게 편 후 1~2초간 멈춘다.

2 들숨
천천히 접으며 준비자세로 돌아온다.

TIP 밴드 대신 스타킹으로 대체가 가능하다.

DAY 17 3RD 밴드 컬

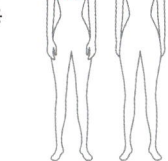

남성용
여성용

10회
3세트

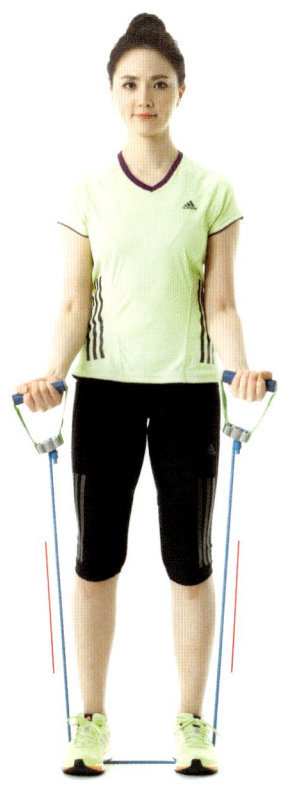
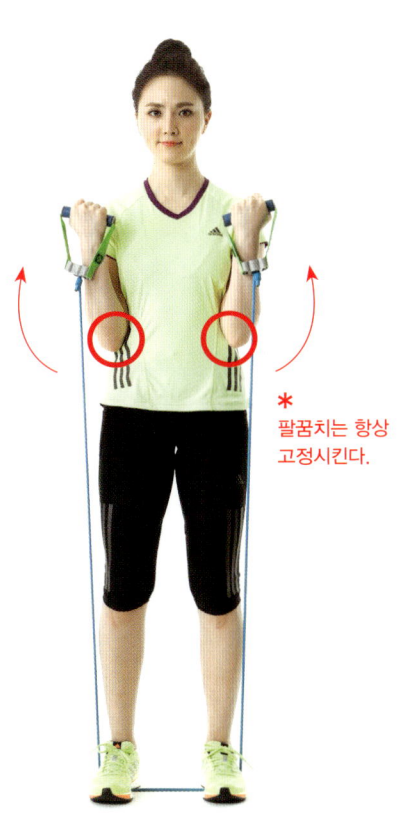
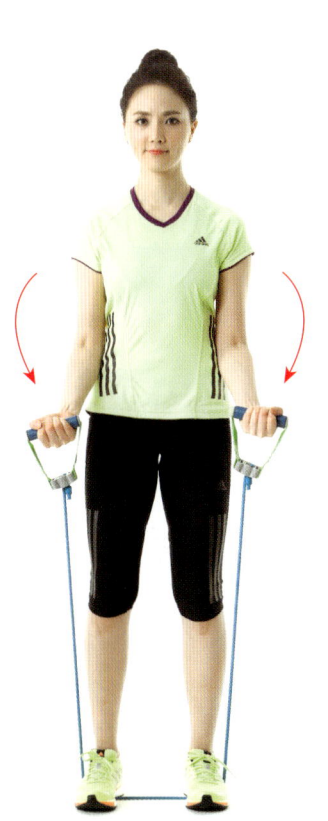

* 팔꿈치는 항상 고정시킨다.

준비자세
밴드 중앙을 밟고 서서 팔을 90% 정도 폈을 때 밴드가 늘어지지 않도록 조정한다.

1 들숨
팔꿈치를 몸에 붙인 상태에서 팔을 접는다.

2 날숨
팔을 펴면서 준비자세로 돌아온다.

TIP 밴드 대신 스타킹으로 대체할 수 있다.

DAY 17
4 TH

킹콩 점프

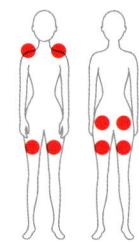
남 4kg
여 3kg

20회
3세트

준비자세
두 발을 모으고 서서 아령을 든 두 손을 머리 위로 올린다.

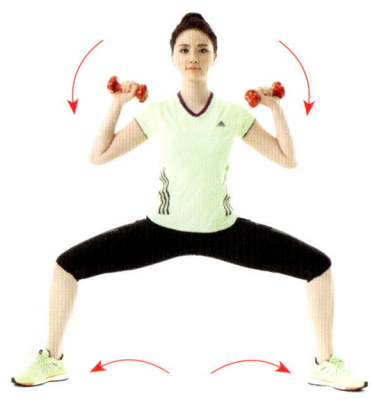

1
가볍게 점프하면서 발을 넓게 벌리고 두 손은 어깨 높이로 이동한다.

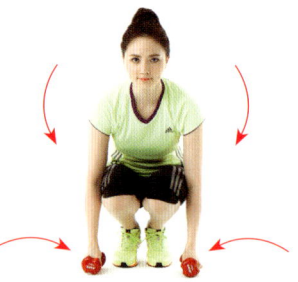

2
다시 가볍게 점프하고 발을 모아 앉으면서 두 손을 아래로 내린다.

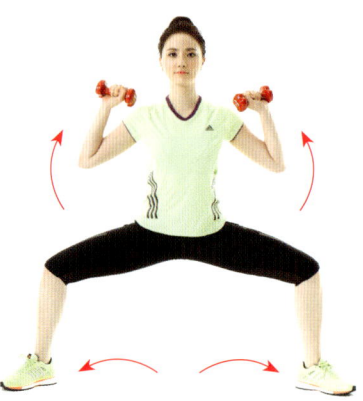

3
힘차게 일어나 가볍게 점프하면서 발을 벌리고 두 손은 어깨 높이로 이동한다.

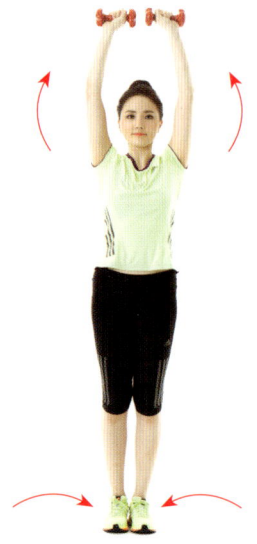

4
가볍게 점프하면서 준비동작으로 돌아온다.

TIP 운동을 하면서 점차 체력이 향상 되면 무게를 조금씩 늘린다.

DAY 17

5 TH

스카이 레그레이즈

30회

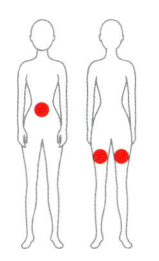

킹콩 11핏
스카이 레그레이즈 · 스트레이트 촙 크런치 · 더블 크런치 · 킹콩 크런치는 쉬지 않고 연결해서 운동합니다.

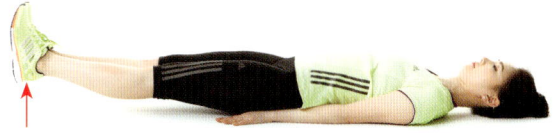

준비자세
바르게 누워 다리를 살짝 들어올린다.

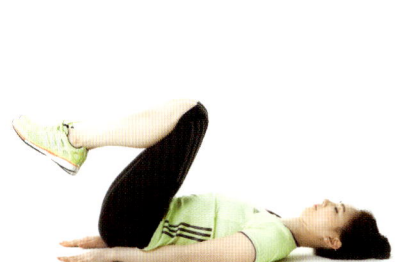

1
아랫배에 힘을 주면서 다리를 접어 올린다.

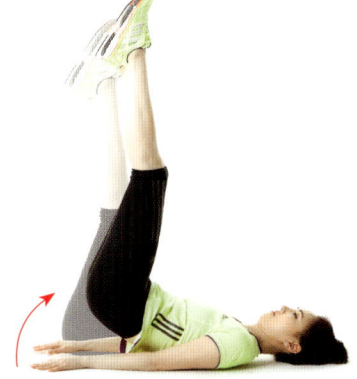

2
발이 하늘을 찌르듯 수직으로 올리며 골반도 살짝 들어올린다.

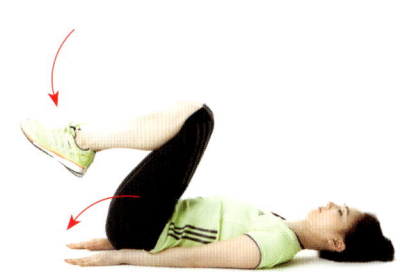

3
골반을 내리면서 다리를 접어내린다.

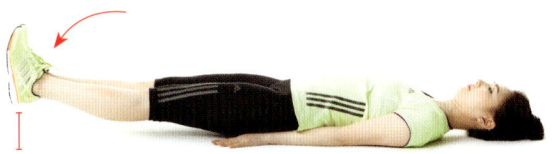

4
다리를 내리며 준비자세로 돌아온다.

TIP 양 손을 머리 뒤에 고정시키면 배 윗부분의 운동을 함께 진행할 수 있다.

DAY 17

6TH 스트레이트 촙 크런치

20회

킹콩 11핏
스카이 레그레이즈 · 스트레이트 촙 크런치 · 더블 크런치 · 킹콩 크런치는 쉬지 않고 연결해서 운동합니다.

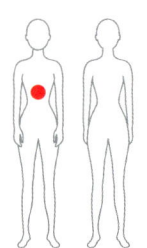

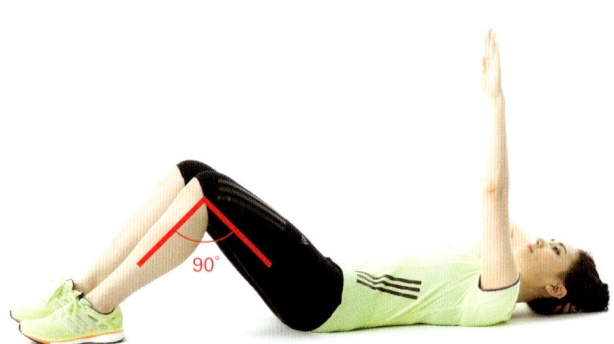

준비자세
바르게 누워 무릎을 직각으로 세우고 오른손은 머리 뒤에, 왼손은 수직으로 편다.

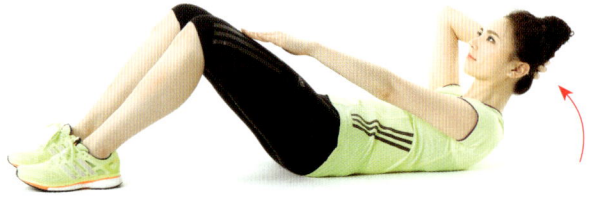

1
윗배에 자극을 느끼면서 뻗은 왼손으로 무릎을 찍는다.

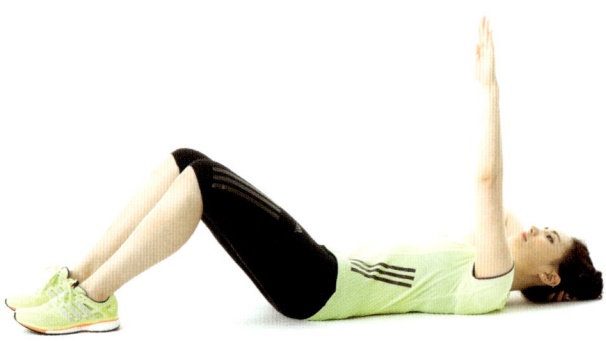

2
준비자세로 돌아온다.
＊ 횟수를 채운 후 손을 바꿔 동일하게 실시한다.

TIP 체력이 점차 향상되면 물병이나 아령을 들고 실시한다. ● 심화 동작으로, 올라간 손의 반대쪽 무릎을 찍으면 상복부에 자극을 더 줄 수 있다.

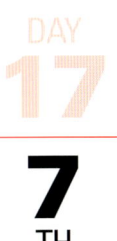

더블 크런치

30회

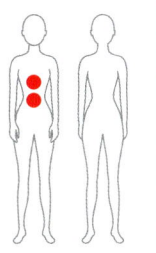

킹콩 11핏
스카이 레그레이즈 · 스트레이트 촙 크런치 · 더블 크런치 · 킹콩 크런치는 쉬지 않고 연결해서 운동합니다.

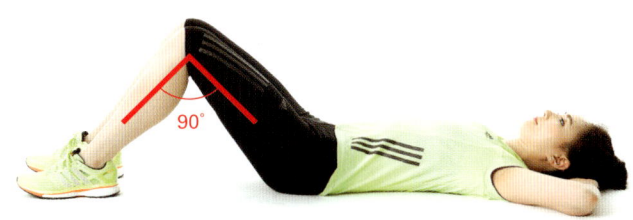

준비자세
바르게 누워 무릎을 직각으로 세우고 두 손은 머리 뒤에 놓는다.

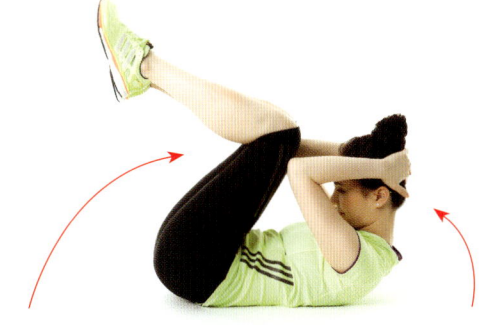

1
상체와 무릎을 동시에 들어올린다.

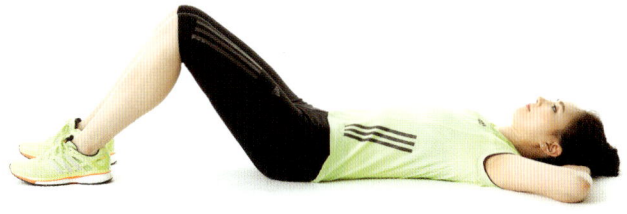

2
상체와 무릎을 내리면서 준비자세로 돌아온다.

TIP 다리를 수직으로 세워 무릎을 펼수록 복부에 더 많은 운동 효과를 줄 수 있다.

DAY 17

8 TH

킹콩 크런치

20회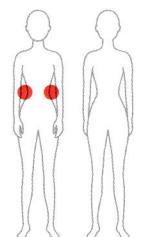

킹콩 11핏
스카이 레그레이즈 · 스트레이트 찹 크런치 · 더블 크런치 · 킹콩 크런치는 쉬지 않고 연결해서 운동합니다.

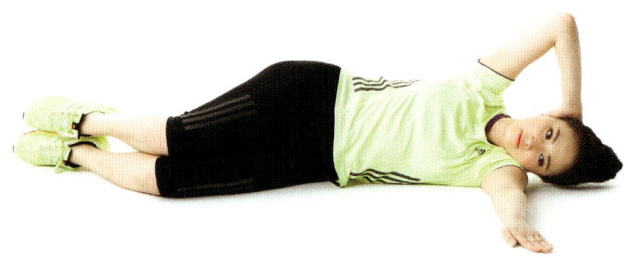

준비자세
옆으로 누워 바닥에 있는 왼손은 앞으로 곧게 펴고 오른손은 머리 뒤에 놓는다.

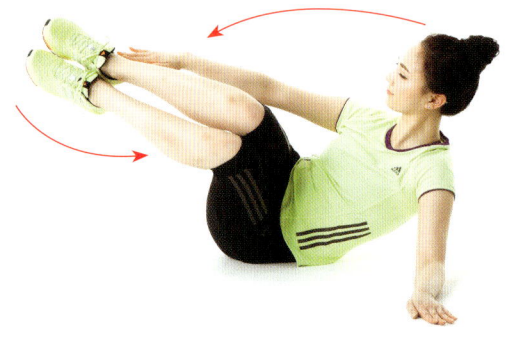

1
팔꿈치로 몸을 지탱하고 무릎을 가슴으로 당기면서 손으로 발뒤꿈치를 찍는다.

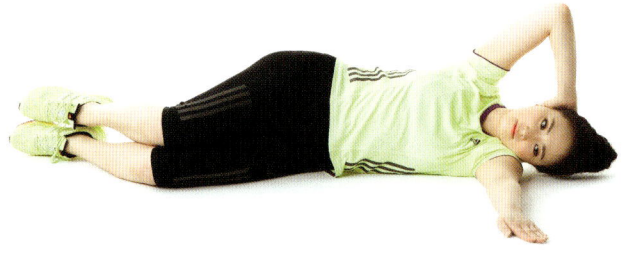

2
상체와 다리를 내리면서 준비자세로 돌아온다.

* 횟수를 채우고 손을 바꿔 동일하게 실시한다.

TIP 팔을 펴지 않고 팔꿈치를 무릎에 가져가면 더욱 효과적이다. ● 운동이 숙달되면 물통이나 아령을 들고 실시한다.

DAY 18
1 ST

킹콩 점프

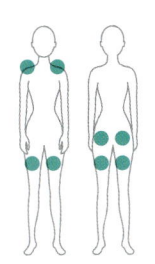

남 4kg
여 3kg

20회
3세트

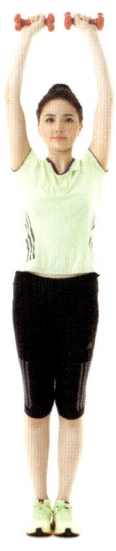

준비자세
두 발을 모으고 서서 아령을 든
두 손을 머리 위로 올린다.

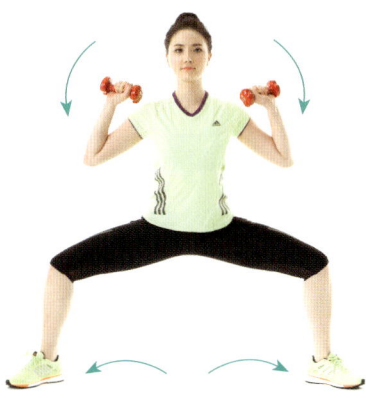

1
가볍게 점프하면서 발을 넓게 벌리고
두 손은 어깨 높이로 이동한다.

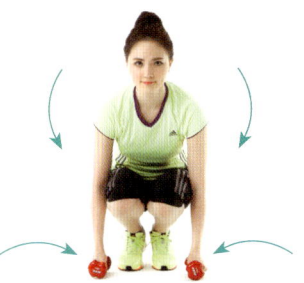

2
다시 가볍게 점프하고 발을 모아
앉으면서 두 손을 아래로 내린다.

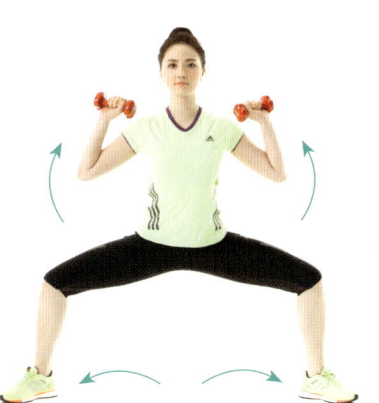

3
힘차게 일어나 가볍게 점프하면서 발을
벌리고 두 손은 어깨 높이로 이동한다.

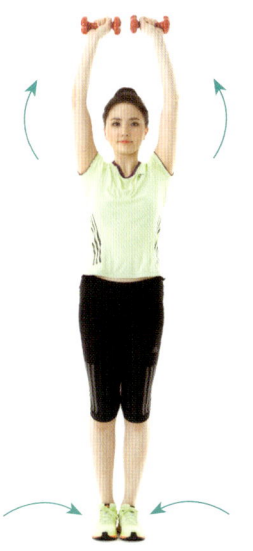

4
가볍게 점프하면서 준비동작으로
돌아온다.

TIP 운동을 하면서 점차 체력이 향상 되면 무게를 조금씩 늘린다.

DAY 18 — 2ND

킹콩 스쿼트

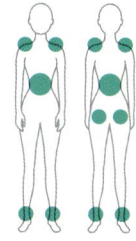

남 4kg / 여 3kg
20회 3세트

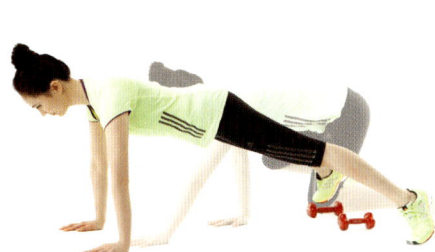

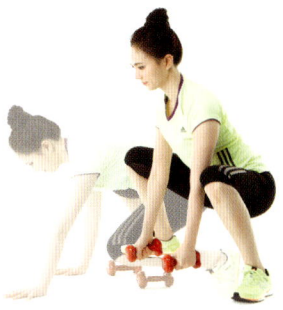

준비자세
아령을 발 안쪽에 놓고 다리를 넓게 벌려 골반을 최대한 내린다.

* 허리를 항상 곧게 편다.

1
손바닥으로 전진해서 몸이 일직선이 되었을 때 잠시 정지한다.
* 남자는 팔굽혀펴기 1회 실시

2
준비자세로 돌아와 아령을 잡는다.

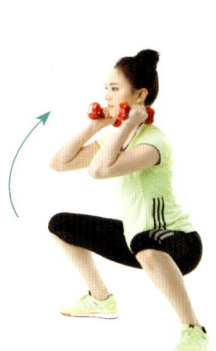
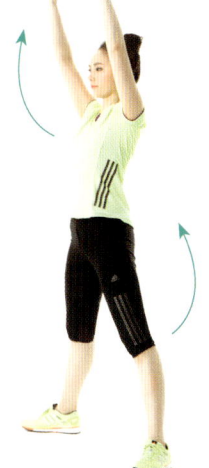
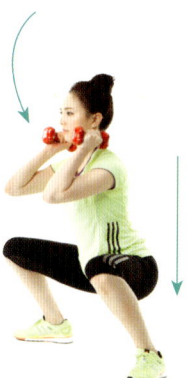
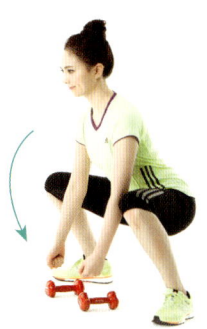

3
골반과 허리의 반동으로 아령을 어깨 위로 올린다.

4
엉덩이에서 하체 순서로 힘을 주고 일어나면서 아령을 높이 들어올린다.

5
아령을 어깨 높이로 내리면서 앉는다.

6
바닥에 아령을 내리며 준비자세로 돌아온다.

TIP 아령 대신에 무게가 있는 공으로 실시하면 어깨 대칭을 맞추는데에 효과적이다.

DAY 18

3 RD

데드리프트

남 4kg
여 3kg

20회
3세트

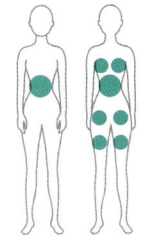

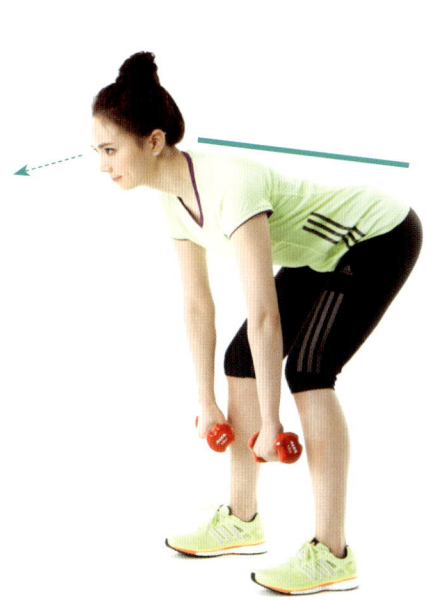

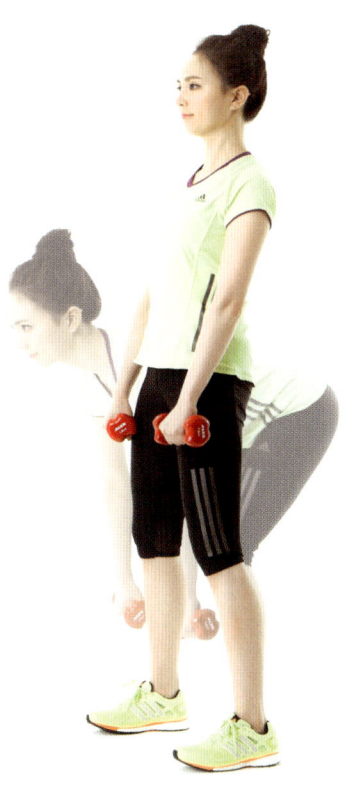

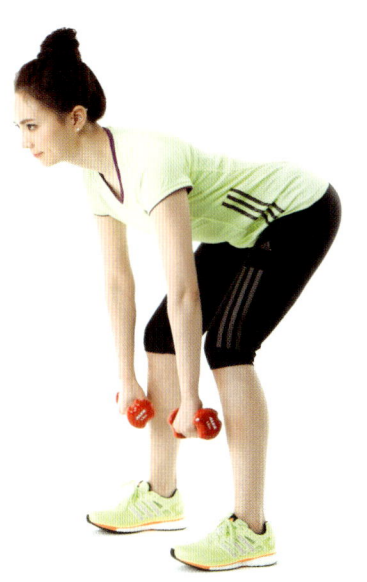

준비자세
아령을 잡고 다리를 어깨 너비로 벌린다. 무릎을 살짝 구부려 상체를 지면과 수평에 가깝게 내린다.

1 날숨
엉덩이에 힘을 주면서 골반을 앞으로 미는 느낌으로 일어선다.

2 들숨
상체를 내리면서 준비자세로 돌아온다.

TIP 하체와 엉덩이 힘을 이용해서 골반을 앞으로 밀면 힙업의 효과를 볼 수 있다. ● 운동이 점차 익숙해지면 아령의 무게를 높인다.

쉬림프 점프

DAY 18 / 4TH

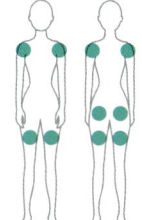
남 4kg
여 3kg
10회 3세트

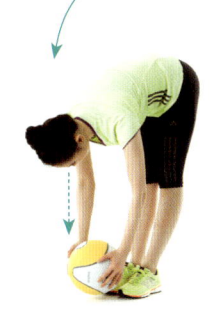
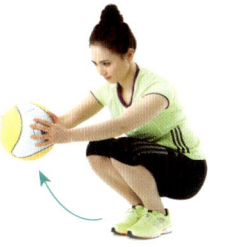
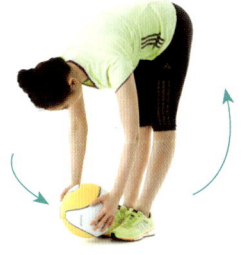

* 두 팔은 항상 곧게 편다.

준비자세
바르게 서서 공을 머리 위로 들어 올린다.

1 스트레칭하듯 몸을 앞으로 접어 공을 아래로 내린다.

2 무릎을 접으며 공을 가슴 정면으로 올린다.

3 무릎을 펴면서 상체를 숙여 공을 아래로 내린다.

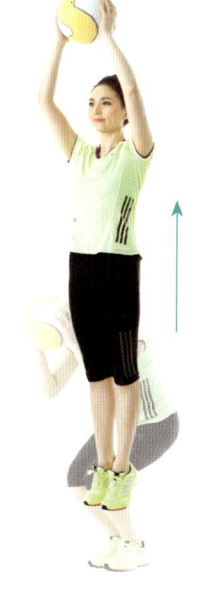
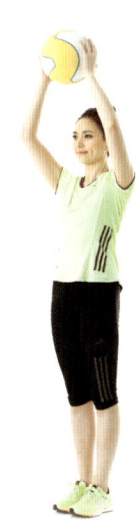

4 공을 머리 위로 올리면서 점프한다.

5 착지하며 준비자세로 돌아온다.

DAY 18 · 5TH

스카이 레그레이즈

🔄 30회

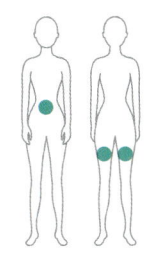

킹콩 11핏
스카이 레그레이즈 · 스트레이트 촙 크런치 · 더블 크런치 · 킹콩 크런치는 쉬지 않고 연결해서 운동합니다.

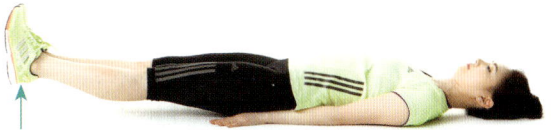

준비자세
바르게 누워 다리를 살짝 들어올린다.

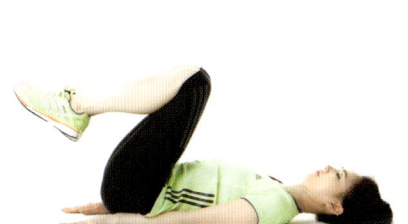 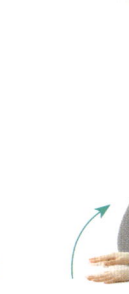 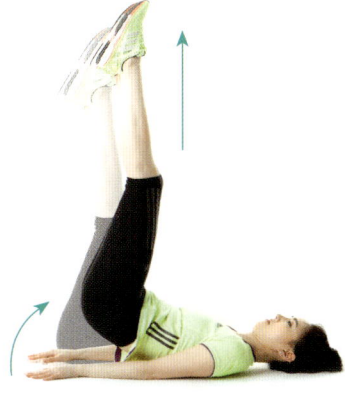

1
아랫배에 힘을 주면서 다리를 접어 올린다.

2
발이 하늘을 찌르듯 수직으로 올리며 골반도 살짝 들어올린다.

3
골반을 내리면서 다리를 접어내린다.

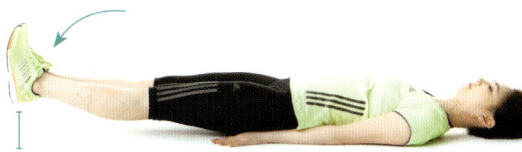

4
다리를 내리며 준비자세로 돌아온다.

TIP 양 손을 머리 뒤에 고정시키면 배 윗부분의 운동을 함께 진행할 수 있다.

DAY 18

6TH 스트레이트 촙 크런치

20회

킹콩 11핏
스카이 레그레이즈 · 스트레이트 촙 크런치 · 더블 크런치 · 킹콩 크런치는 쉬지 않고 연결해서 운동합니다.

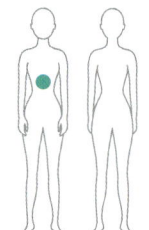

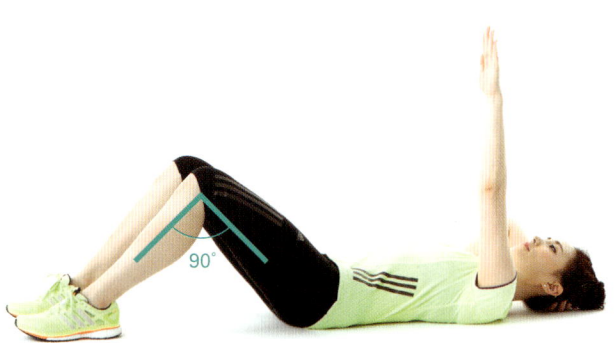

준비자세
바르게 누워 무릎을 직각으로 세우고 오른손은 머리 뒤에, 왼손은 수직으로 편다.

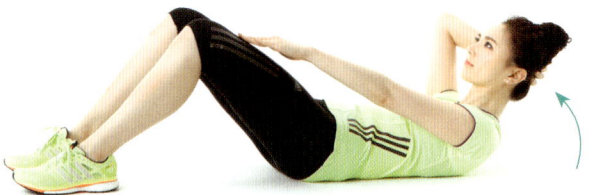

1
윗배에 자극을 느끼면서 뻗은 왼손으로 무릎을 찍는다.

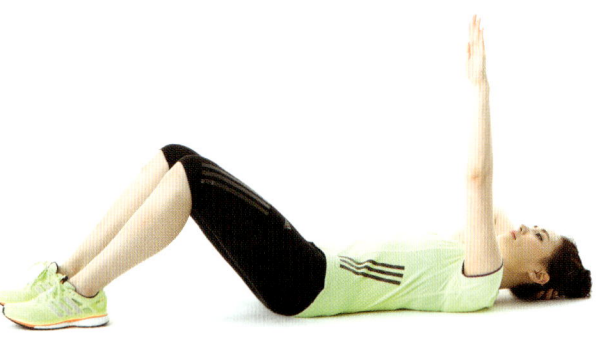

2
준비자세로 돌아온다.
✳ 횟수를 채우고 손을 바꿔 동일하게 실시한다.

TIP 체력이 점차 향상되면 물병이나 아령을 들고 실시한다. ● 심화 동작으로, 올라간 손의 반대쪽 무릎을 찍으면 상복부에 자극을 더 줄수 있다.

더블 크런치

DAY 18 / 7TH

30회

킹콩 11핏
스카이 레그레이즈 · 스트레이트 촙 크런치 · 더블 크런치 · 킹콩 크런치는 쉬지 않고 연결해서 운동합니다.

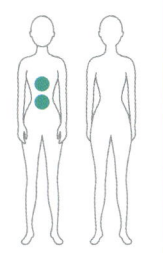

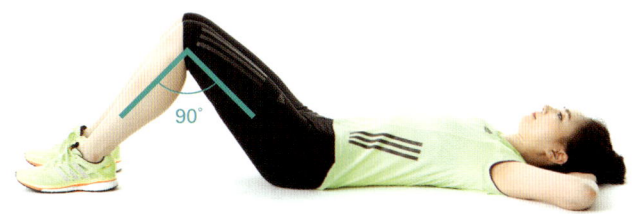

준비자세
바르게 누워 무릎을 직각으로 세우고 두 손은 머리 뒤에 놓는다.

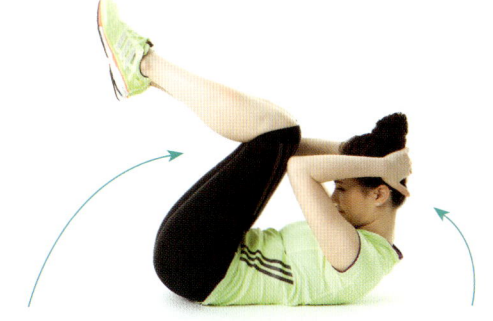

1
상체와 무릎을 동시에 들어올린다.

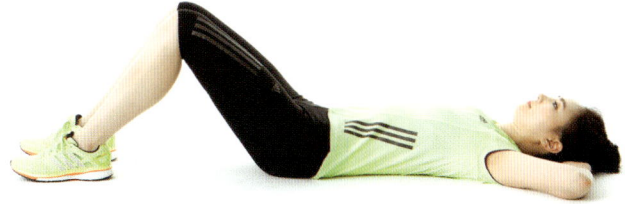

2
상체와 무릎을 내리면서 준비자세로 돌아온다.

TIP 다리를 수직으로 세워 무릎을 펼수록 복부에 더 많은 운동 효과를 줄 수 있다.

킹콩 크런치

DAY 18 · 8TH

20회

킹콩 11핏
스카이 레그레이즈 · 스트레이트 촙 크런치 · 더블 크런치 · 킹콩 크런치는 쉬지 않고 연결해서 운동합니다.

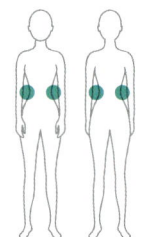

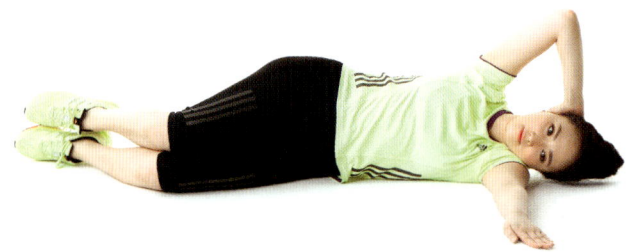

준비자세
옆으로 누워 바닥에 있는 왼손은 앞으로 곧게 펴고 오른손은 머리 뒤에 놓는다.

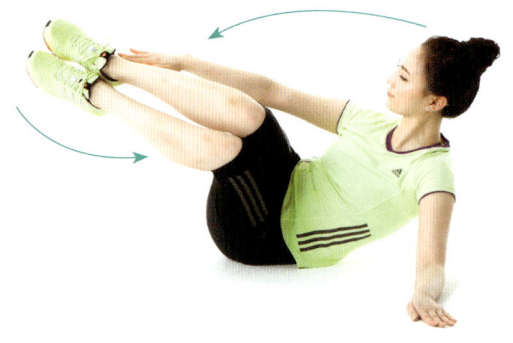

1
팔꿈치로 몸을 지탱하고 무릎을 가슴으로 당기면서 손으로 발뒤꿈치를 찍는다.

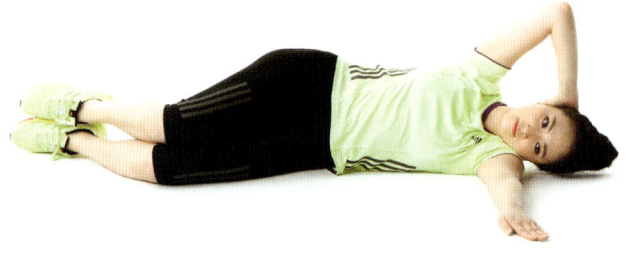

2
상체와 다리를 내리면서 준비자세로 돌아온다.
* 횟수를 채우고 손을 바꿔 동일하게 실시한다.

TIP 팔을 펴지 않고 팔꿈치를 무릎에 가져가면 더욱 효과적이다. ● 운동이 숙달되면 물통이나 아령을 들고 실시한다.

DAY 19 / 1ST

스피드 킹콩

남 4kg
여 3kg

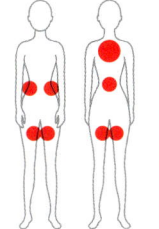
20회
3세트

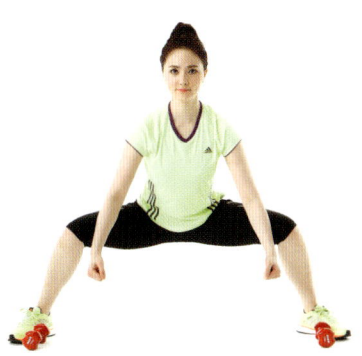

준비자세
발을 넓게 벌려 발 안쪽에 아령을 놓고 팔꿈치를 허벅지에 기댄다.

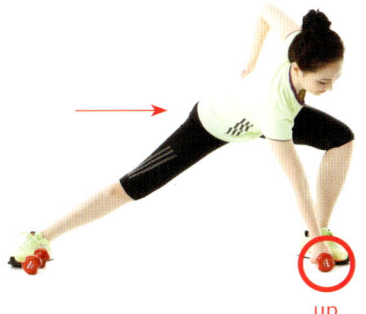

1
왼쪽으로 이동하면서 허리를 틀어 오른손으로 아령을 잡고 왼손 팔꿈치는 하늘을 향해 찌른다.

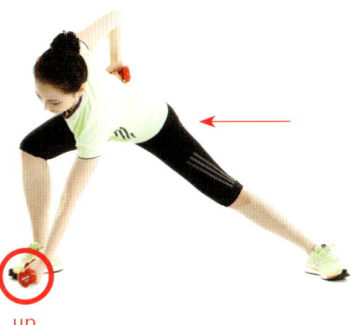

2
오른쪽으로 이동하면서 허리를 틀어 왼손으로 아령을 잡고 오른손 팔꿈치는 하늘을 향해 찌른다.

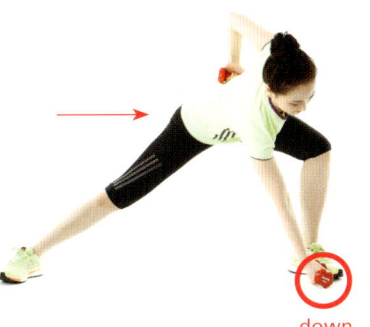

3
허리와 골반, 팔꿈치를 같은 방식으로 움직이면서 오른손의 아령을 내려놓는다.

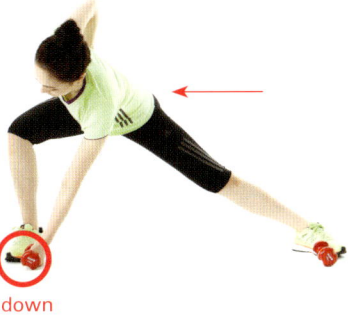

4
허리와 골반, 팔꿈치를 같은 방식으로 움직이면서 왼손의 아령을 내려놓는다.

TIP 스피드 킹콩은 등과 허리, 허벅지의 라인을 잡아주는데 효과적이다. ● 동작이 숙달되면 아령의 무게를 1kg씩 늘린다.

DAY 19 - 2ND

킹콩 롤링

남 4kg / 여 3kg
10회 3세트

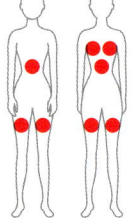

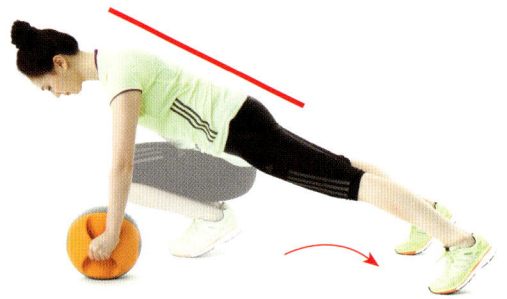
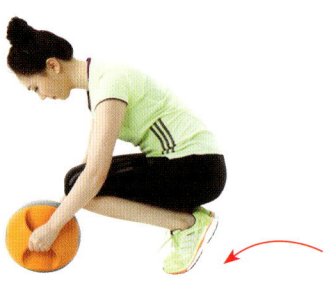

준비자세
바닥에 있는 공을 양 손으로 잡고 무릎을 접어 앉는다.

1
두 다리를 뒤로 뻗으면서 넓게 벌린다.
* 5초간 정지한 후 다음 자세로 넘어가면 허리와 골반쪽의 근력을 향상시킬 수 있다.

2
다리를 모으며 준비자세로 돌아온다.

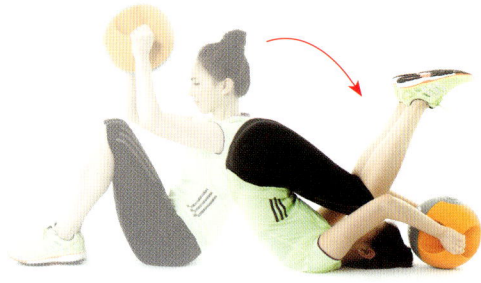
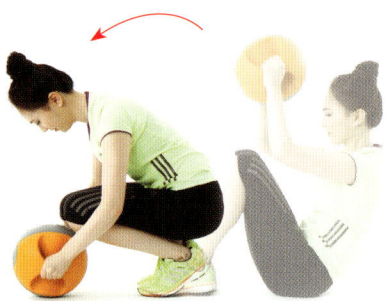

3
뒤로 넘어지면서 바닥에 공을 찍는다.

4
넘어진 반동을 이용하여 준비자세로 돌아온다.

TIP 공의 무게를 높일수록 복근과 옆구리의 라인을 만드는데 더욱 효과적이다.

DAY 19
3RD
킹콩 크런치

20회
3세트

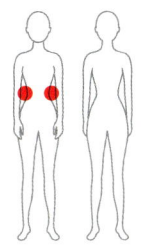

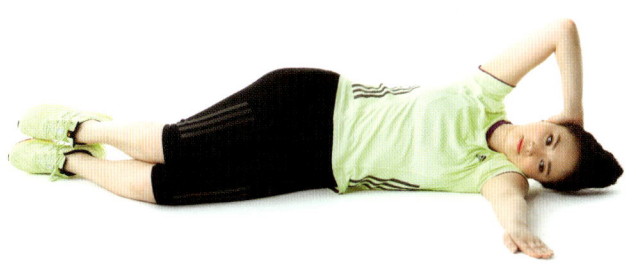

준비자세
옆으로 누워 바닥에 있는 왼손은 앞으로 곧게 펴고 오른손은 머리 뒤에 놓는다.

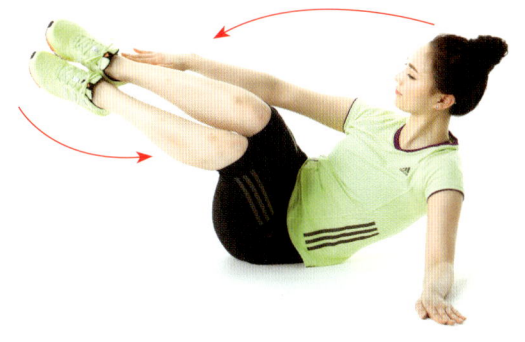

1
팔꿈치로 몸을 지탱하고 무릎을 가슴으로 당기면서 손으로 발뒤꿈치를 찍는다.

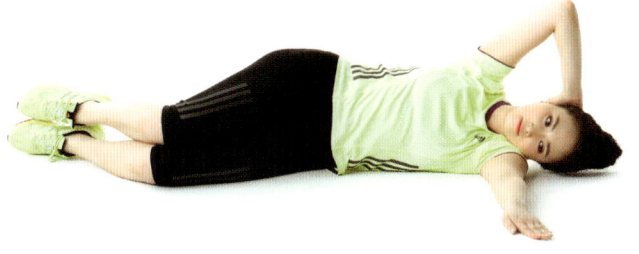

2
상체와 다리를 내리면서 준비자세로 돌아온다.

* 횟수를 채우고 손을 바꿔 동일하게 실시한다.

TIP 팔을 펴지 않고 팔꿈치를 무릎에 가져가면 더욱 효과적이다. ● 운동이 숙달되면 물통이나 아령을 들고 실시한다.

DAY 19 4TH

킹콩 스쿼트

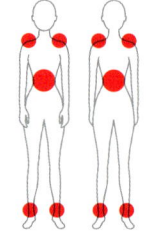

남 4kg
여 3kg

20회
3세트

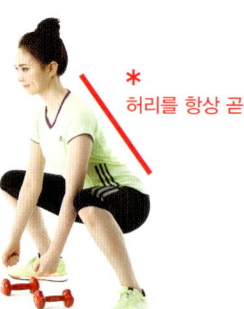

* 허리를 항상 곧게 편다.

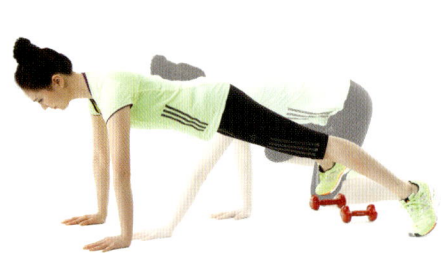

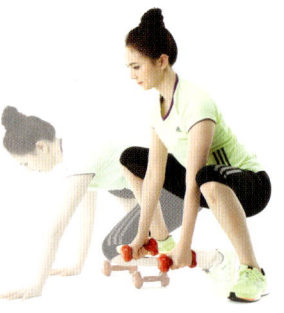

준비자세
아령을 발 안쪽에 놓고 다리를 넓게 벌려 골반을 최대한 내린다.

1
손바닥으로 전진해서 몸이 일직선이 되었을 때 잠시 정지한다.
* 남자는 팔굽혀펴기 1회 실시한다.

2
준비자세로 돌아와 아령을 잡는다.

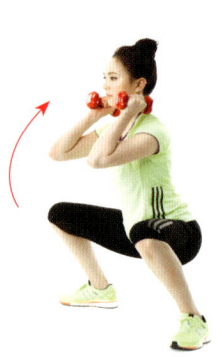
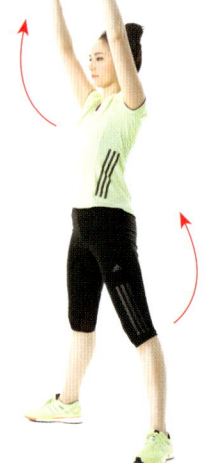
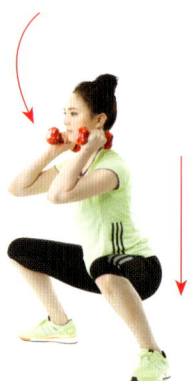
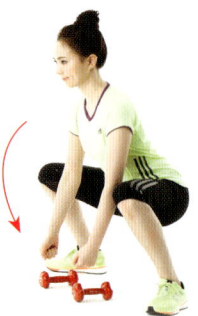

3
골반과 허리의 반동으로 아령을 어깨 위로 올린다.

4
엉덩이에서 하체 순서로 힘을 주고 일어나면서 아령을 높이 들어올린다.

5
아령을 어깨 높이로 내리면서 앉는다.

6
바닥에 아령을 내리며 준비자세로 돌아온다.

TIP 아령 대신 무게가 나가는 공으로 실시하면 어깨의 비대칭을 교정하는데 효과적이다.

DAY 19
5 TH

데드리프트

남 4kg
여 3kg

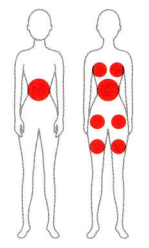
20회
3세트

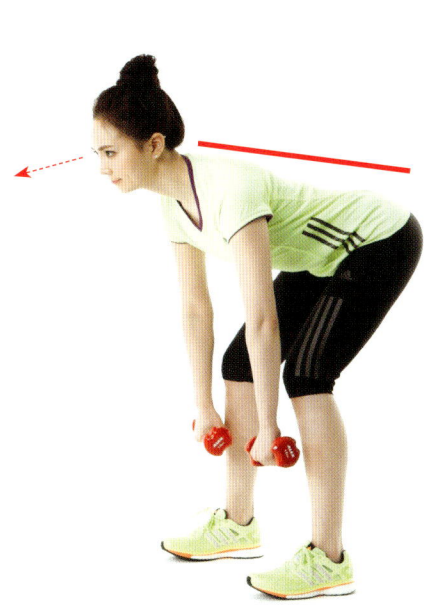
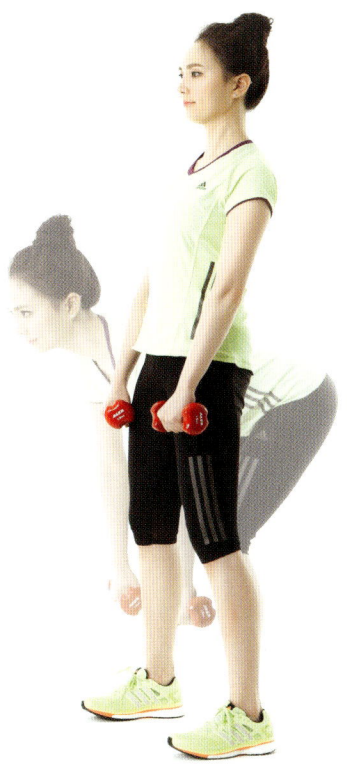
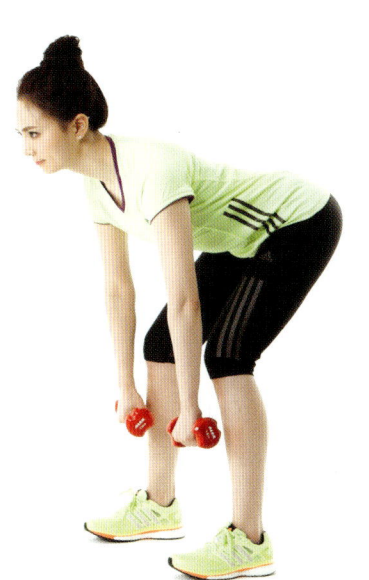

준비자세
아령을 잡고 다리를 어깨 너비로 벌린다. 무릎을 살짝 구부려 상체를 지면과 수평에 가깝게 내린다.

1 날숨
엉덩이에 힘을 주면서 골반을 앞으로 미는 느낌으로 일어선다.

2 들숨
상체를 내리면서 준비자세로 돌아온다.

TIP 하체와 엉덩이 힘을 이용해서 골반을 앞으로 밀면 힙업의 효과를 볼 수 있다. ● 운동이 점차 익숙해지면 아령의 무게를 높인다.

DAY 19 / 6TH 스카이 레그레이즈

30회

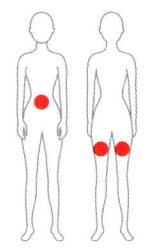

킹콩 11핏
스카이 레그레이즈 · 스트레이트 촙 크런치 · 더블 크런치 · 킹콩 크런치는 쉬지 않고 연결해서 운동합니다.

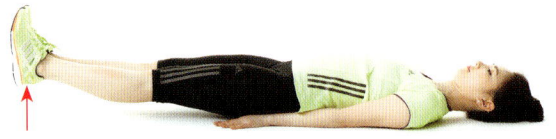

준비자세
바르게 누워 다리를 살짝 들어올린다.

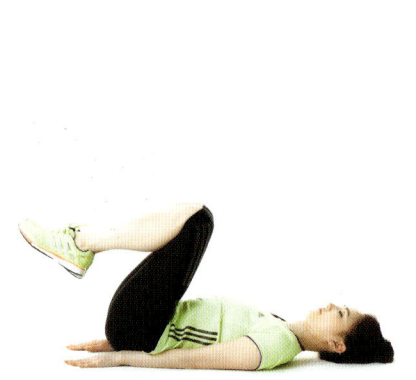

1
아랫배에 힘을 주면서 다리를 접어 올린다.

2
발이 하늘을 찌르듯 수직으로 올리며 골반도 살짝 들어올린다.

3
골반을 내리면서 다리를 접어내린다.

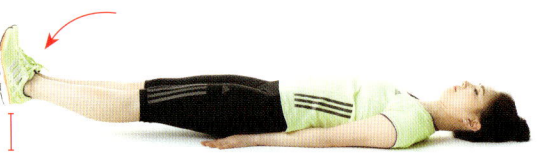

4
다리를 내리며 준비자세로 돌아온다.

TIP 양 손을 머리 뒤에 고정시키면 배 윗부분의 운동을 함께 진행할 수 있다.

DAY 19

7 TH

스트레이트 촙 크런치

20회

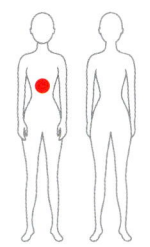

킹콩 11핏
스카이 레그레이즈 · 스트레이트 촙 크런치 · 더블 크런치 · 킹콩 크런치는 쉬지 않고 연결해서 운동합니다.

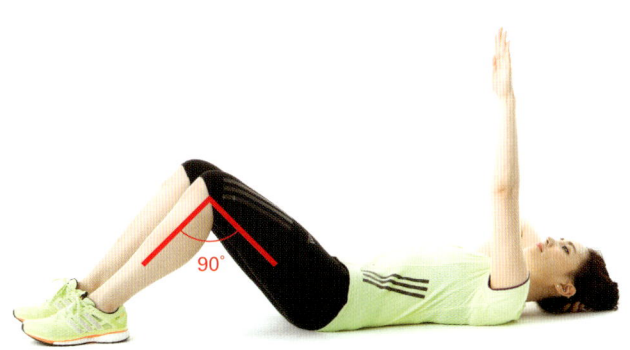

준비자세
바르게 누워 무릎을 직각으로 세우고 오른손은 머리 뒤에, 왼손은 수직으로 편다.

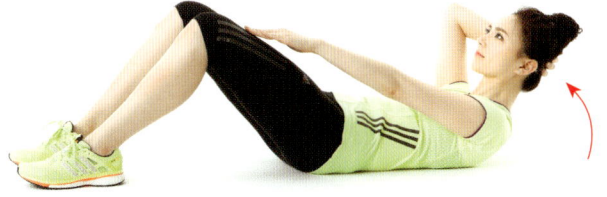

1
윗배에 자극을 느끼면서 뻗은 왼손으로 무릎을 찍는다.

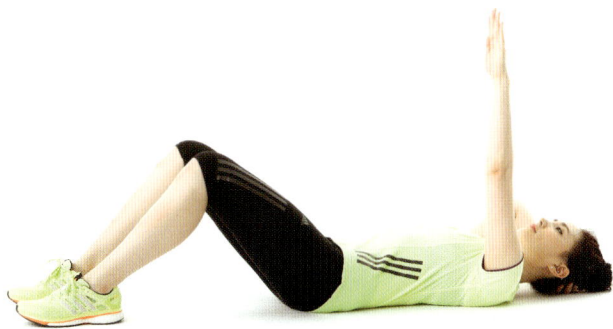

2
준비자세로 돌아온다.
★ 횟수를 채운 후 손을 바꿔 동일하게 실시한다.

TIP 체력이 점차 향상되면 물병이나 아령을 들고 실시한다. ● 심화 동작으로, 올라간 손의 반대쪽 무릎을 찍으면 상복부에 자극을 더 줄수 있다.

DAY 19

8TH 더블 크런치

30회

킹콩 11핏
스카이 레그레이즈 · 스트레이트 촙 크런치 · 더블 크런치 · 킹콩 크런치는 쉬지 않고 연결해서 운동합니다.

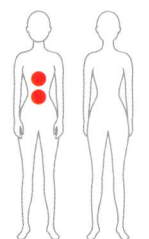

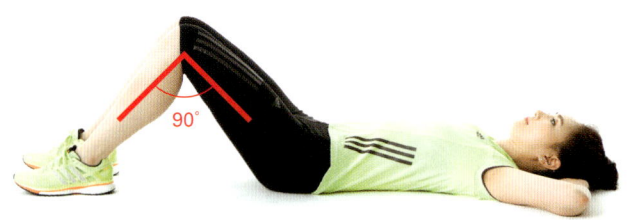

준비자세
바르게 누워 무릎을 직각으로 세우고 두 손은 머리 뒤에 놓는다.

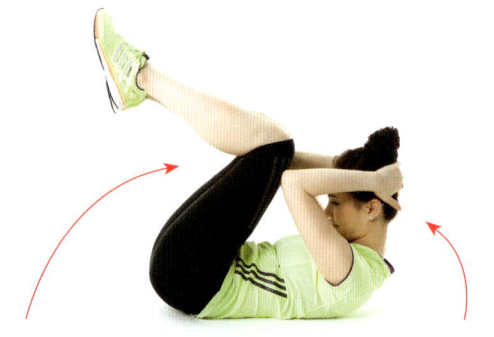

1
상체와 무릎을 동시에 들어올린다.

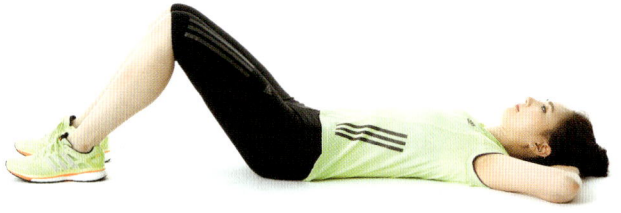

2
상체와 무릎을 내리면서 준비자세로 돌아온다.

DAY 19

9 TH

킹콩 크런치

20회

킹콩 11핏
스카이 레그레이즈 · 스트레이트 촙 크런치 · 더블 크런치 · 킹콩 크런치는 쉬지 않고 연결해서 운동합니다.

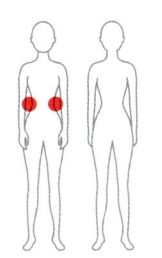

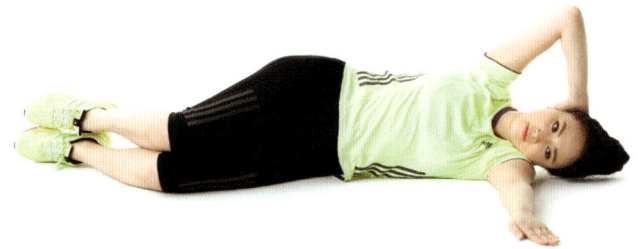

준비자세
옆으로 누워 바닥에 있는 왼손은 앞으로 곧게 펴고 오른손은 머리 뒤에 놓는다.

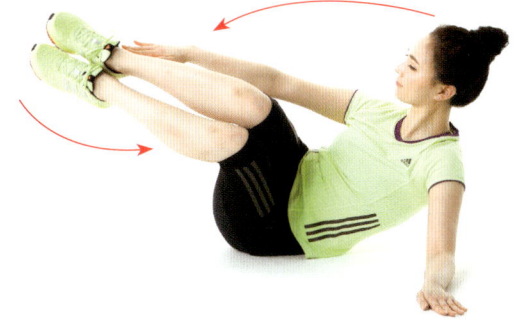

1
팔꿈치로 몸을 지탱하고 무릎을 가슴으로 당기면서 손으로 발뒤꿈치를 찍는다.

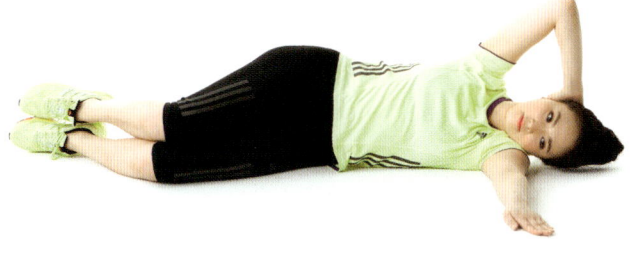

2
상체와 다리를 내리면서 준비자세로 돌아온다.

★ 횟수를 채우고 손을 바꿔 동일하게 실시한다.

TIP 손을 펴지 않은 상태로 팔꿈치를 무릎으로 가져가면 더 큰 운동 효과를 볼 수 있다.

DAY 20 1ST

스카이 레그레이즈

20회 3세트

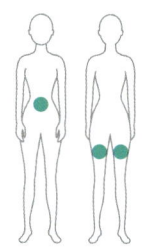

준비자세
바르게 누워 다리를 살짝 들어올린다.

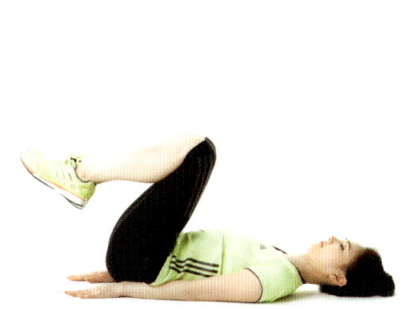

1
아랫배에 힘을 주면서 다리를 접어 올린다.

2
발이 하늘을 찌르듯 수직으로 올리며 골반도 살짝 들어올린다.

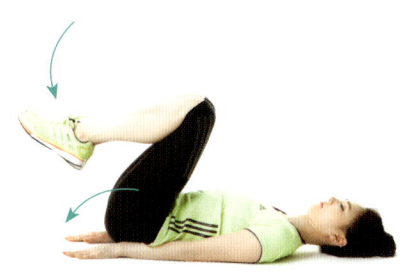

3
골반을 내리면서 다리를 접어내린다.

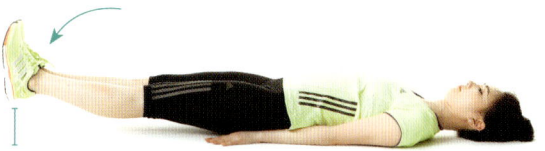

4
다리를 내리며 준비자세로 돌아온다.

TIP 양 손을 머리 뒤에 고정시키면 배 윗부분의 운동을 함께 진행할 수 있다.

DAY 20 - 2ND

스트레이트 촙 크런치

20회 3세트

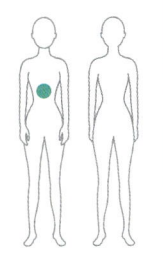

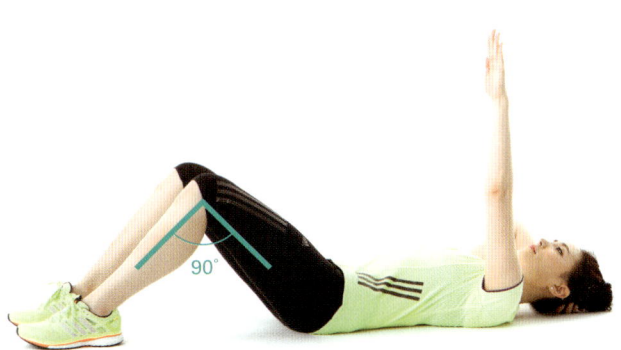

준비자세
바르게 누워 무릎을 직각으로 세우고 오른손은 머리 뒤에, 왼손은 수직으로 편다.

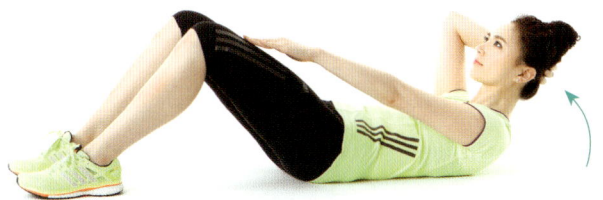

1
윗배에 자극을 느끼면서 뻗은 왼손으로 무릎을 찍는다.

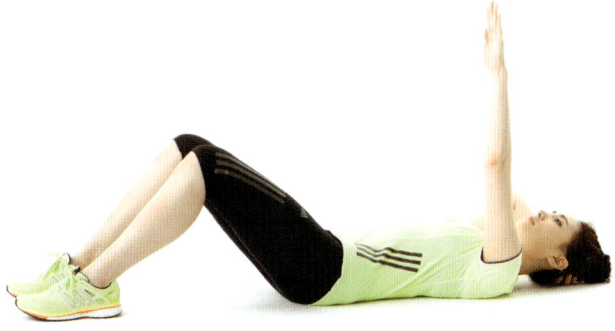

2
준비자세로 돌아온다.
✽ 횟수를 채우고 손을 바꿔 동일하게 실시한다.

TIP 체력이 점차 향상되면 물병이나 아령을 들고 실시한다. ● 심화 동작으로, 올라간 손의 반대쪽 무릎을 찍으면 상복부에 자극을 더 줄수 있다.

DAY 20 — 3RD

더블 크런치

20회
3세트

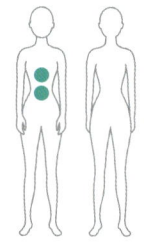

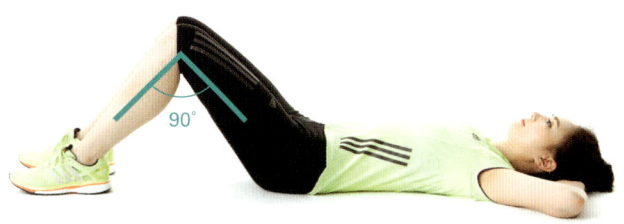

준비자세
바르게 누워 무릎을 직각으로 세우고 두 손은 머리 뒤에 놓는다.

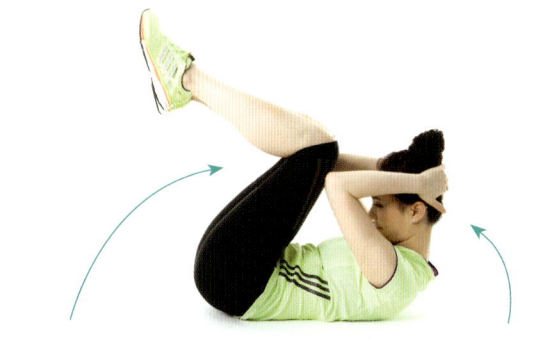

1
상체와 무릎을 동시에 들어올린다.

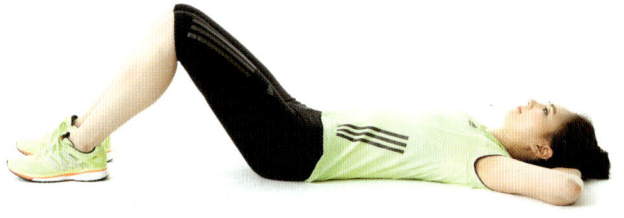

2
상체와 무릎을 내리면서 준비자세로 돌아온다.

TIP 다리를 수직으로 세워 무릎을 펼수록 복부에 더 많은 운동 효과를 줄 수 있다.

DAY 20
4 TH

킹콩 크런치

20회
3세트

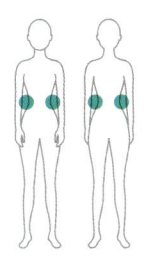

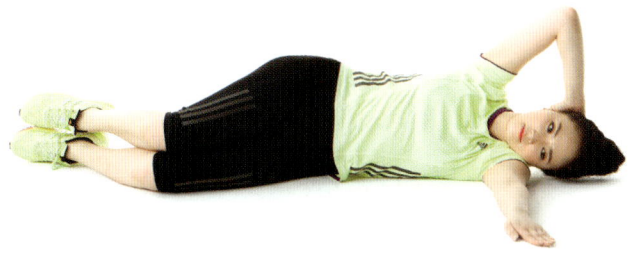

준비자세
옆으로 누워 바닥에 있는 왼손은 앞으로 곧게 펴고 오른손은 머리 뒤에 놓는다.

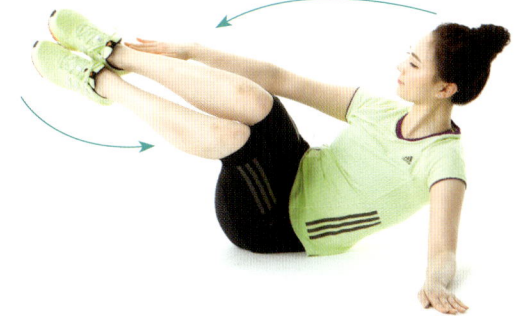

1
팔꿈치로 몸을 지탱하고 무릎을 가슴으로 당기면서 손으로 발뒤꿈치를 찍는다.

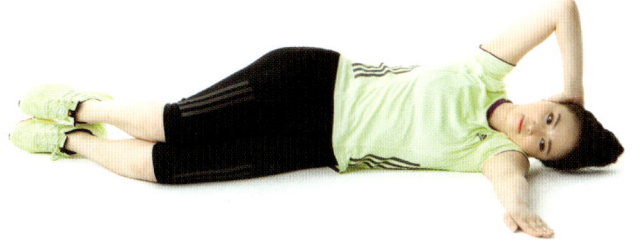

2
상체와 다리를 내리면서 준비자세로 돌아온다.

★ 횟수를 채우고 손을 바꿔 동일하게 실시한다.

TIP 팔을 펴지 않고 팔꿈치를 무릎에 가져가면 더욱 효과적이다. ● 운동이 숙달되면 물통이나 아령을 들고 실시한다.

DAY 20 5TH

킹콩 롤링

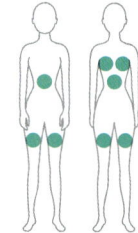

남 4kg
여 3kg

10회
3세트

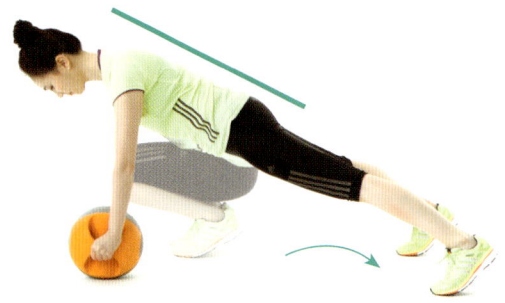
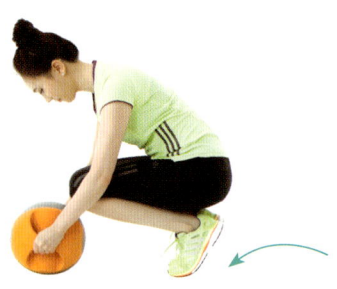

준비자세
바닥에 있는 공을 양 손으로 잡고 무릎을 접어 앉는다.

1
두 다리를 뒤로 뻗으면서 넓게 벌린다.
* 5초간 정지한 후 다음 자세로 넘어가면 허리와 골반쪽의 근력을 향상시킬 수 있다.

2
다리를 모으며 준비자세로 돌아온다.

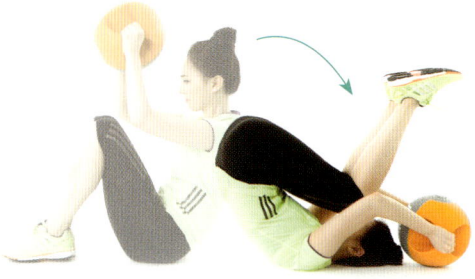
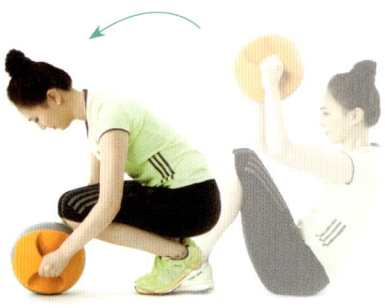

3
뒤로 넘어지면서 바닥에 공을 찍는다.

4
넘어진 반동을 이용하여 준비자세로 돌아온다.

TIP 공의 무게를 높일수록 복근과 옆구리의 라인을 만드는데 더욱 효과적이다.

데드리프트

DAY 20 / 6 TH

 남 4kg / 여 3kg
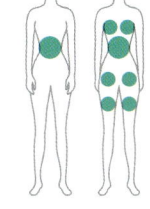 20회 3세트

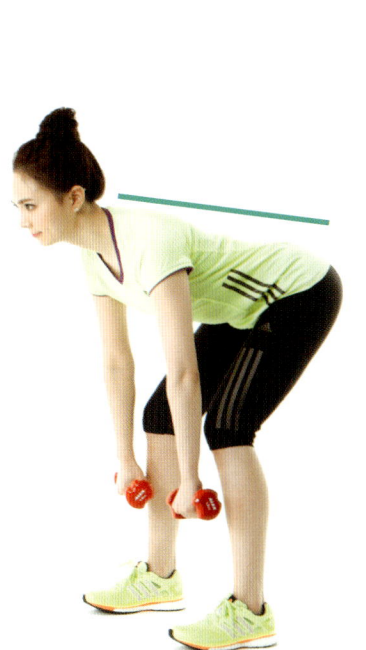
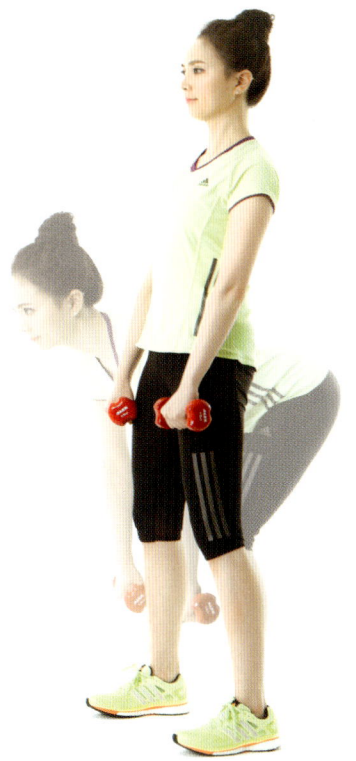
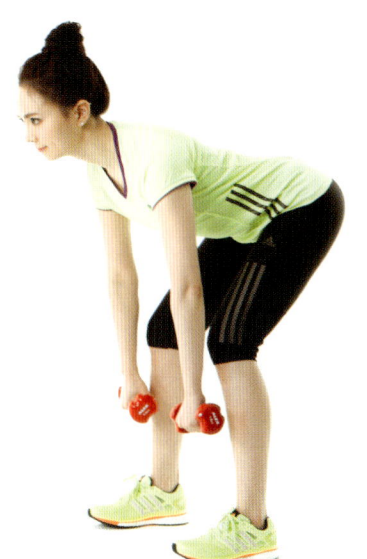

준비자세
아령을 잡고 다리를 어깨 너비로 벌린다. 무릎을 살짝 구부려 상체를 지면과 수평에 가깝게 내린다.

1 날숨
엉덩이에 힘을 주면서 골반을 앞으로 미는 느낌으로 일어선다.

2 들숨
상체를 내리면서 준비자세로 돌아온다.

TIP 하체와 엉덩이 힘을 이용해서 골반을 앞으로 밀면 힙업의 효과를 볼 수 있다. ● 운동이 점차 익숙해지면 아령의 무게를 높인다.

DAY 20

7TH 스카이 레그레이즈

30회

킹콩 11핏
스카이 레그레이즈 · 스트레이트 좁 크런치 · 더블 크런치 · 킹콩 크런치는 쉬지 않고 연결해서 운동합니다.

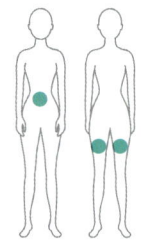

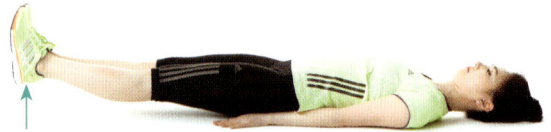

준비자세
바르게 누워 다리를 살짝 들어올린다.

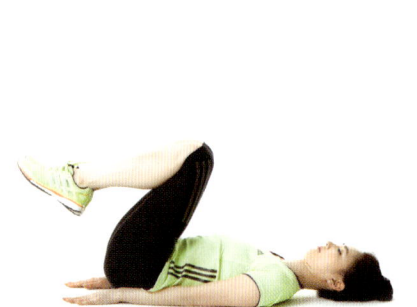

1
아랫배에 힘을 주면서 다리를 접어 올린다.

2
발이 하늘을 찌르듯 수직으로 올리며 골반도 살짝 들어올린다.

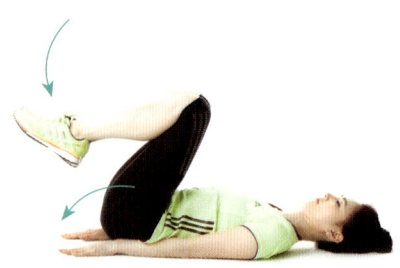

3
골반을 내리면서 다리를 접어내린다.

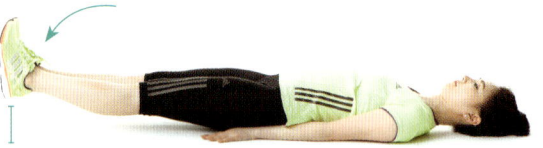

4
다리를 내리며 준비자세로 돌아온다.

TIP 양 손을 머리 뒤에 고정시키면 배 윗부분의 운동을 함께 진행할 수 있다.

DAY 20

8 TH

스트레이트 촙 크런치

20회

킹콩 11핏
스카이 레그레이즈 · 스트레이트 촙 크런치 · 더블 크런치 · 킹콩 크런치는 쉬지 않고 연결해서 운동합니다.

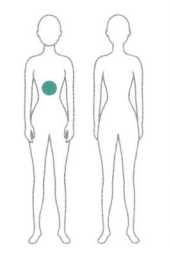

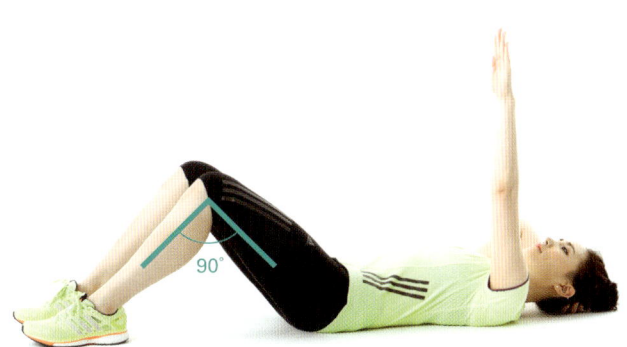

준비자세
바르게 누워 무릎을 직각으로 세우고 오른손은 머리 뒤에, 왼손은 수직으로 편다.

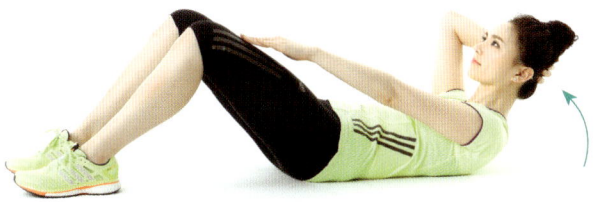

1
윗배에 자극을 느끼면서 뻗은 왼손으로 무릎을 찍는다.

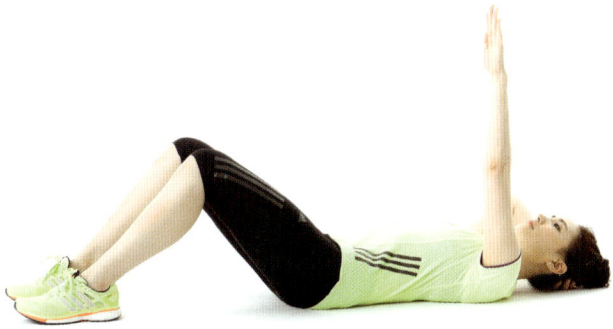

2
준비자세로 돌아온다.
* 횟수를 채우고 손을 바꿔 동일하게 실시한다.

TIP 체력이 점차 향상되면 물병이나 아령을 들고 실시한다. ● 심화 동작으로, 올라간 손의 반대쪽 무릎을 찍으면 상복부에 자극을 더 줄수 있다.

DAY 20

9TH 더블 크런치

30회

킹콩 11핏
스카이 레그레이즈 · 스트레이트 촙 크런치 · 더블 크런치 · 킹콩 크런치는 쉬지 않고 연결해서 운동합니다.

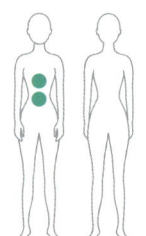

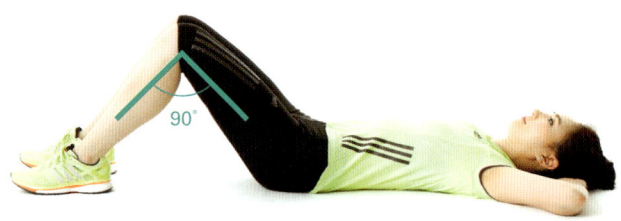

준비자세
바르게 누워 무릎을 직각으로 세우고 두 손은 머리 뒤에 놓는다.

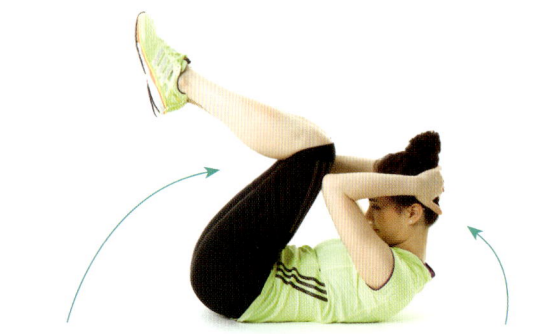

1
상체와 무릎을 동시에 들어올린다.

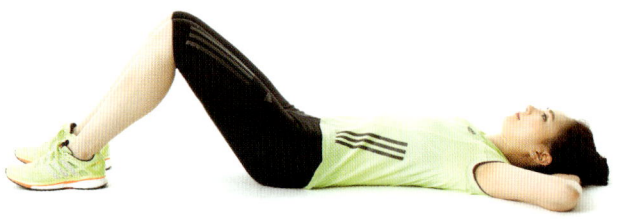

2
상체와 무릎을 내리면서 준비자세로 돌아온다.

DAY 20 10TH

킹콩 크런치

20회

킹콩 11핏
스카이 레그레이즈 · 스트레이트 촙 크런치 · 더블 크런치 · 킹콩 크런치는 쉬지 않고 연결해서 운동합니다.

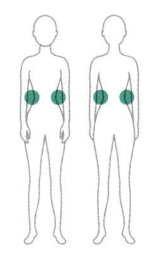

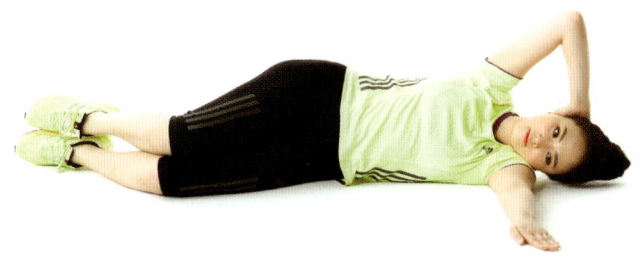

준비자세
옆으로 누워 바닥에 있는 왼손은 앞으로 곧게 펴고 오른손은 머리 뒤에 놓는다.

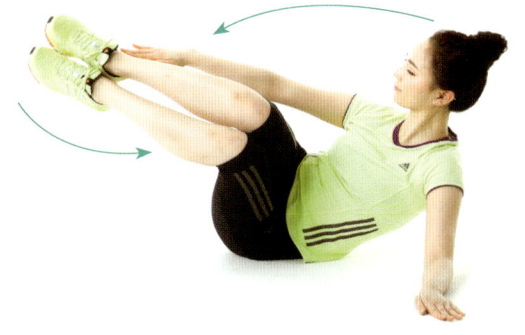

1
팔꿈치로 몸을 지탱하고 무릎을 가슴으로 당기면서 손으로 발뒤꿈치를 찍는다.

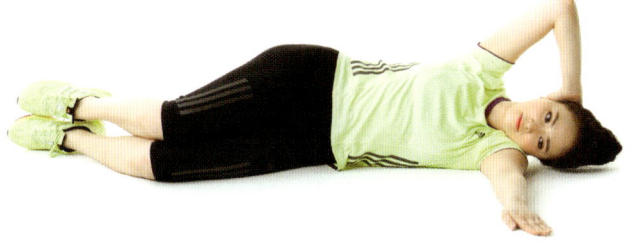

2
상체와 다리를 내리면서 준비자세로 돌아온다.

✻ 횟수를 채우고 손을 바꿔 동일하게 실시한다.

TIP 손을 펴지 않은 상태로 팔꿈치를 무릎으로 가져가면 더 큰 운동 효과를 볼 수 있다.

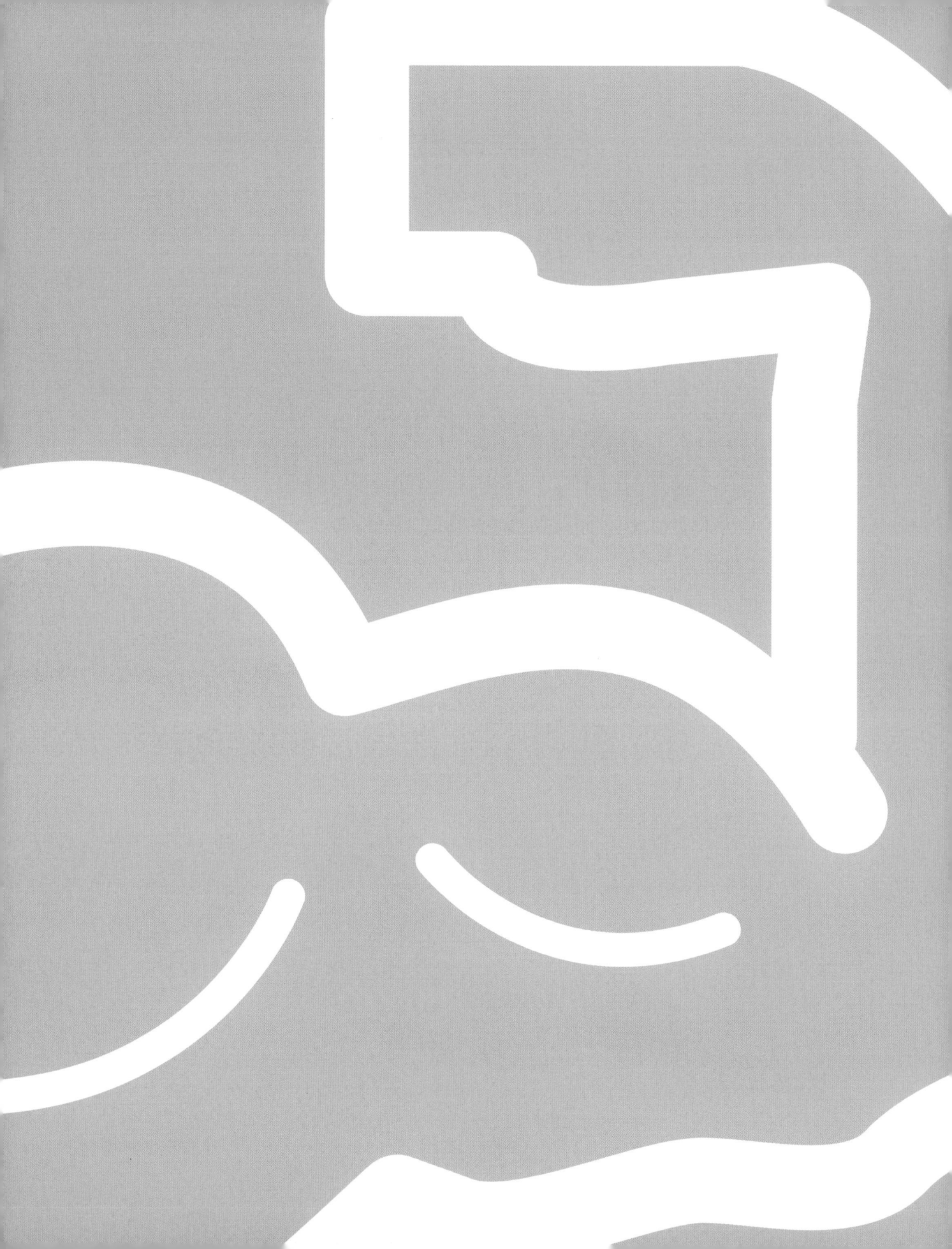

ит콩핏과 함께 하면
좋은 운동

집에서 할 수 있는
소도구 운동

하루에 1~2개씩,
운동이 숙달되어 체력이 좋아지면 자유롭게 실시한다.

덤벨 크런치

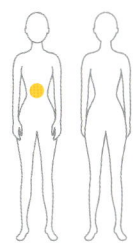

1~3kg　20회 3세트

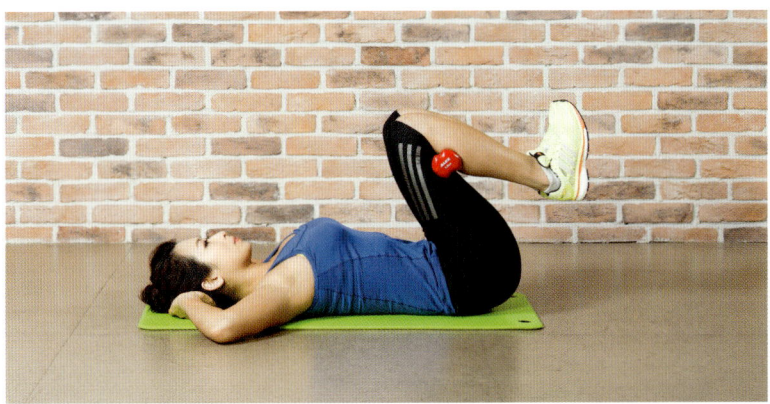

준비자세

아령을 무릎 안쪽에 끼고 누워 손을 머리 뒤에 놓는다.

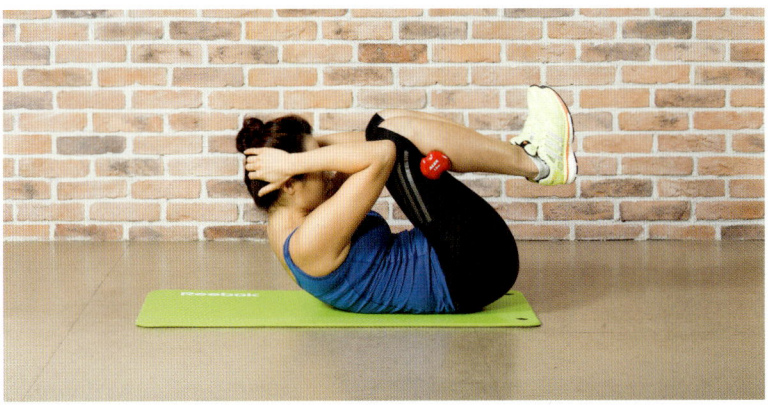

1

상체를 들어 팔꿈치로 무릎을 가볍게 찍는다.

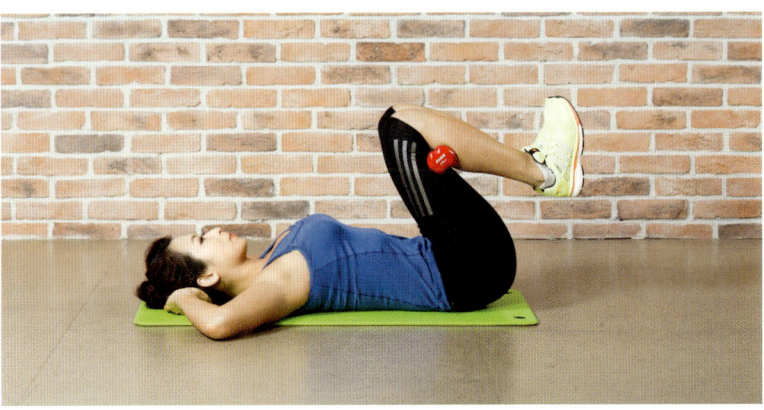

2

준비자세로 돌아온다.

덤벨 힙 레이즈

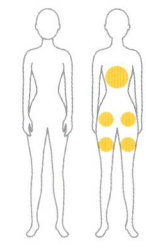

 남 3kg 여 1kg   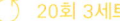 20회 3세트

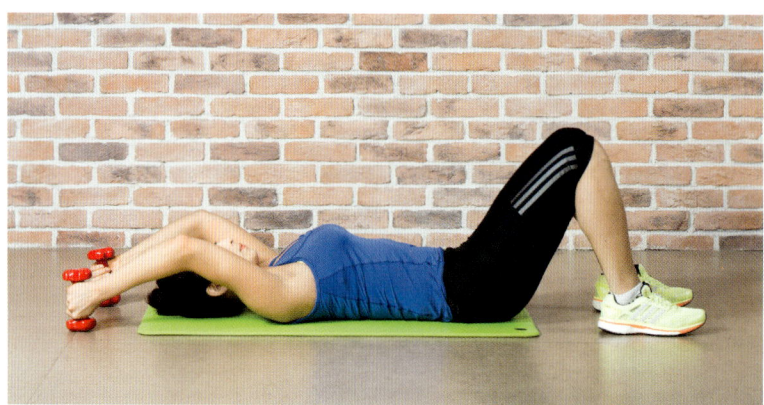

준비자세 들숨

바르게 누워 무릎을 자연스럽게 세우고 아령을 든 두 손을 머리 위로 올린다.

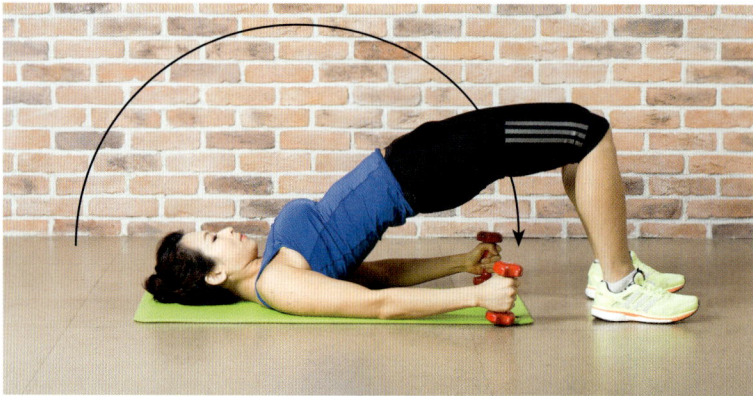

2 날숨

아령으로 반원을 그리며 내리고 엉덩이를 들어 올린다.

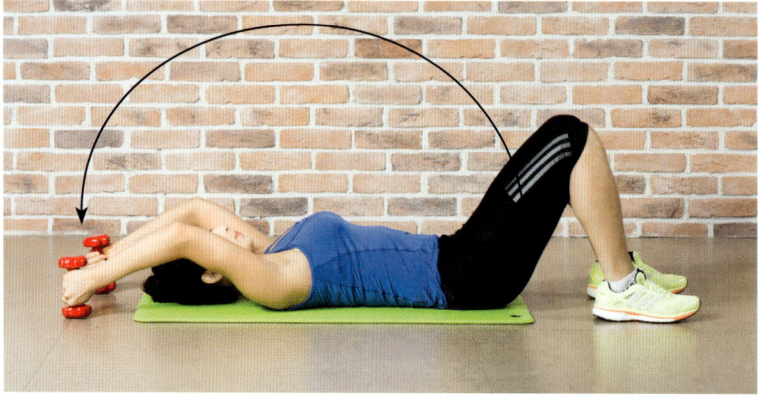

3 들숨

준비자세로 돌아온다.

TIP 복부 운동만 집중하면 허리와 등 근육이 이완되어 구부정한 모습이 될 수 있기 때문에 덤벨 힙 레이즈와 같은 허리와 등, 엉덩이 운동을 함께 실시한다.

3 덤벨 스윙

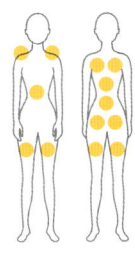

남 3kg 여 1kg　30회 3세트

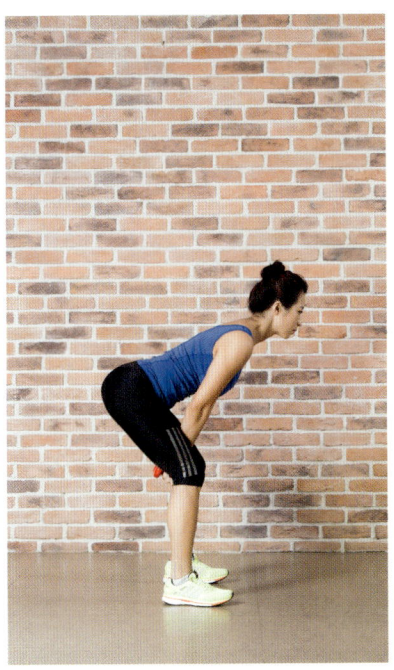
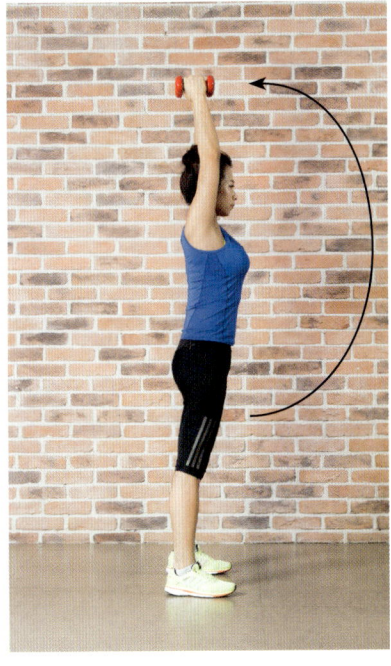
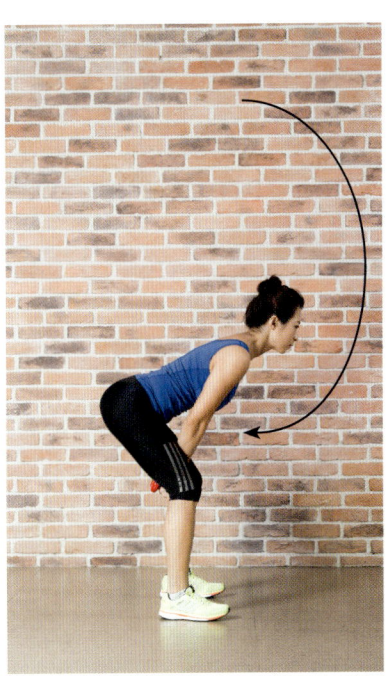

준비자세
양발을 어깨보다 넓게 벌리고 허리는 곧게 펴서 아령을 잡은 두 손을 허벅지 사이에 놓는다.

1 들숨
골반을 앞으로 미는 느낌으로 상체를 세우면서 두 손을 크게 반원을 그리며 머리 위로 올린다.

2 날숨
준비자세로 돌아온다.

TIP 무거운 아령을 사용하지 않는다. ● 가정에서는 작은 페트병에 물을 넣어 대체할 수 있다. ● 팔 스윙 동작에서 허리가 구부려지지 않도록 한다.

4 볼 플래쉬

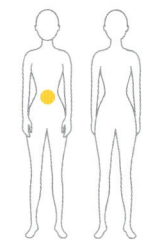

🏀 공 1개 ⏱ 5회

*농구공으로 대체 가능

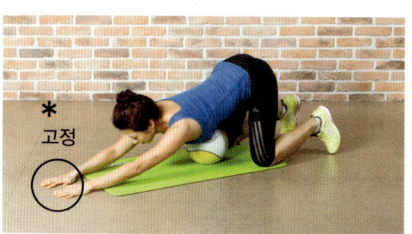

준비자세

무릎을 꿇어 볼 위에 배 윗부분을 올리고 두 손을 앞으로 길게 뻗어 고정한다.

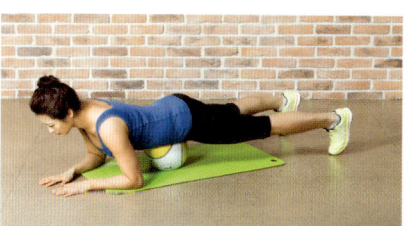

1

공이 아랫배로 내려가도록 몸을 앞으로 밀면서 팔꿈치를 자연스럽게 바닥에 댄다.

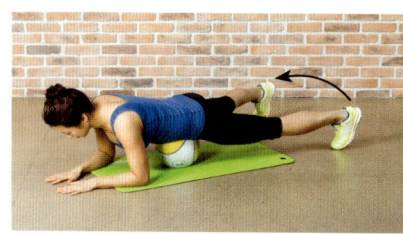 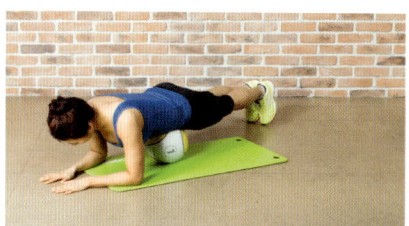

2

오른발과 왼발을 순서대로 옮겨 왼쪽 아랫배에 자극을 준다.

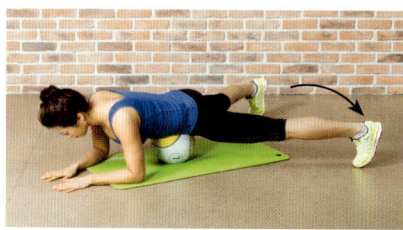 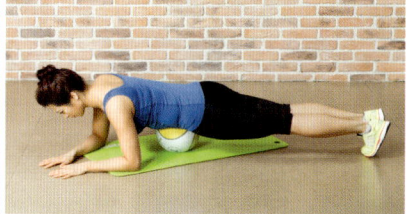

3

반대로 왼발과 오른발을 순서대로 옮겨 오른쪽 아랫배에 자극을 준다.

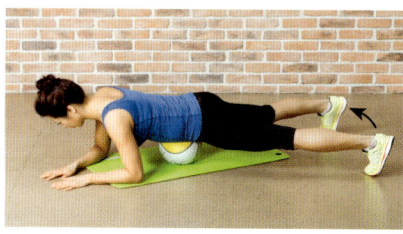 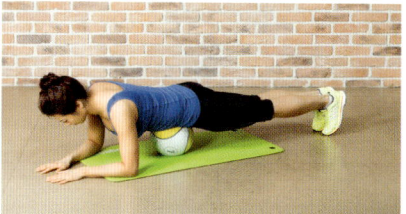

4

오른발과 왼발을 옮겨 가운데로 돌아온다.

TIP 느슨하고 처진 배에 탄력을 주고, 특히 변비로 고생 하는분들에게 도움을 주면서 뱃살을 빼는 데에 효과적인 운동이다.

체어 트라이셉스 익스텐션

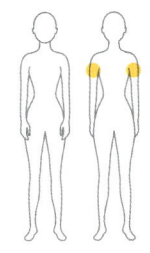

10회 3세트

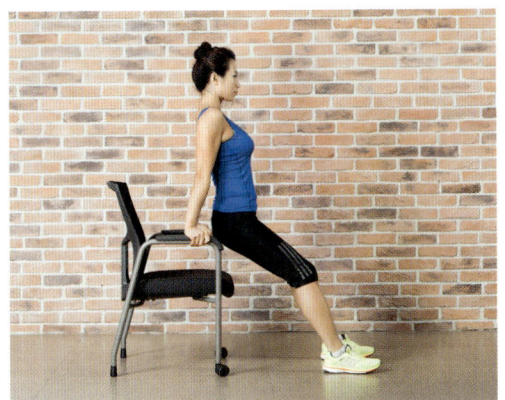

준비자세

의자 손걸이의 끝부분을 잡고 몸을 지탱한다.

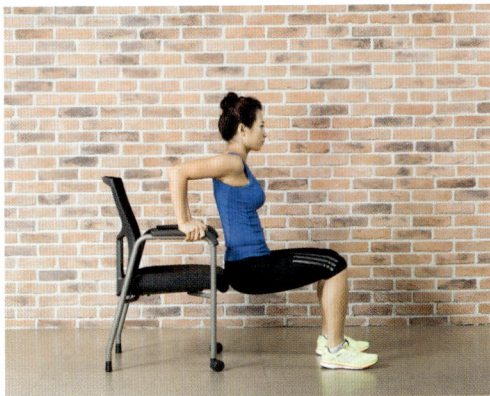

1 들숨

팔꿈치를 접어 직각이 되는 위치에서 잠시 멈춘다.

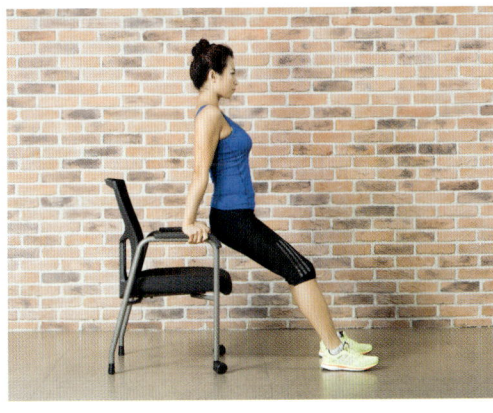

2 날숨

준비자세로 돌아온다.

TIP 처음부터 직각을 이루기엔 힘들 수도 있다. ● 자신의 힘과 체력에 맞게 운동을 실시한다.

6 밴드 싯업

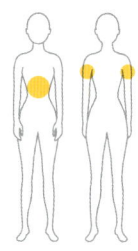

남성용 · 여성용   10회 3세트 실시

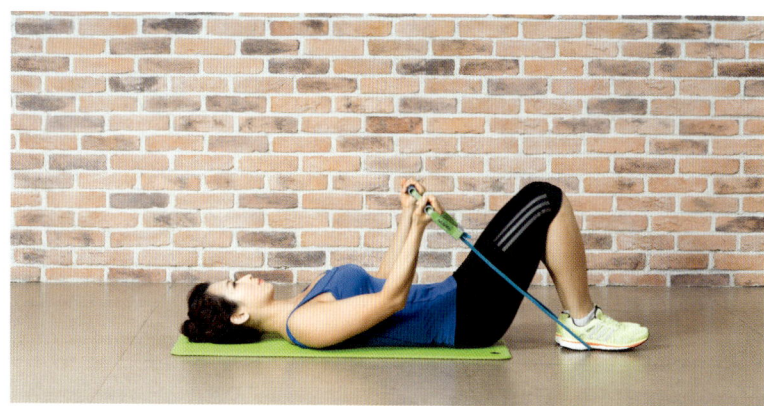

준비자세 들숨

밴드 중앙을 밟아 고정한 후 바르게 눕는다.

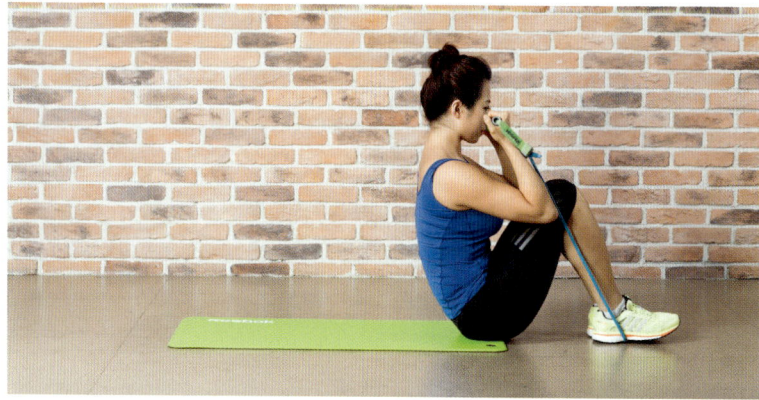

1 날숨

밴드를 당기면서 복근에 힘을 주어 상체를 일으킨다.

* 목에 과도한 힘을 주거나 아래로 숙이지 않도록 하고 시선은 항상 정면을 바라본다.

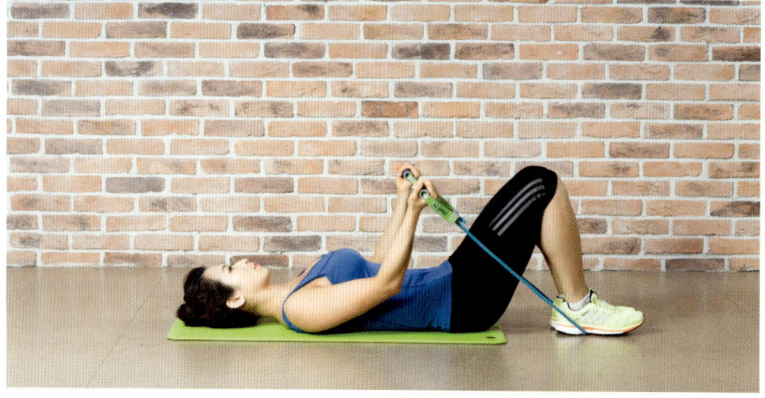

2 들숨

복근에 긴장을 늦추지 말고 준비자세로 돌아온다.

TIP 복근 운동을 처음으로 실시하는 사람에게 추천하는 운동이다. ● 밴드가 가진 탄성의 힘을 빌려 배 운동을 실시하면서 더불어 팔 운동도 함께 할 수 있다. ● 밴드 대신에 스타킹으로 대체할 수 있다.

헬스장에서 할 수 있는
100개 치기 운동

하루나 이틀에 1개씩,
100개를 채운 성취감과 함께 운동의 마침표를 찍으세요.

1 랫 풀다운

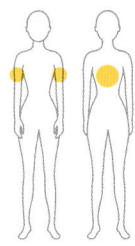

남 10kg × 30개 + 30kg × 20개 + 40kg × 30개 + 20kg × 20개
여 15kg × 30개 + 20kg × 20개 + 25kg × 30개 + 15kg × 20개

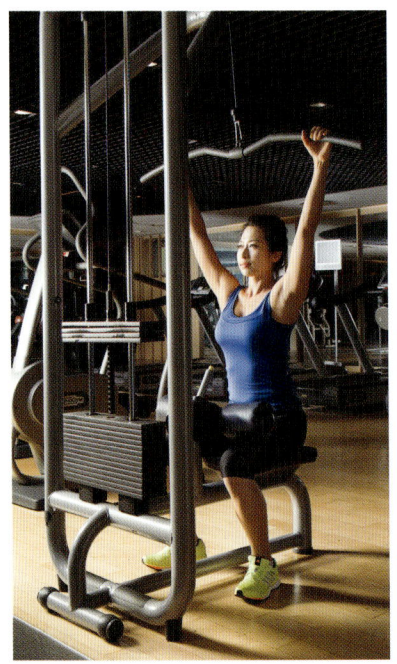

준비자세
어깨 너비보다 약간 넓게 벌려 바를 잡는다.

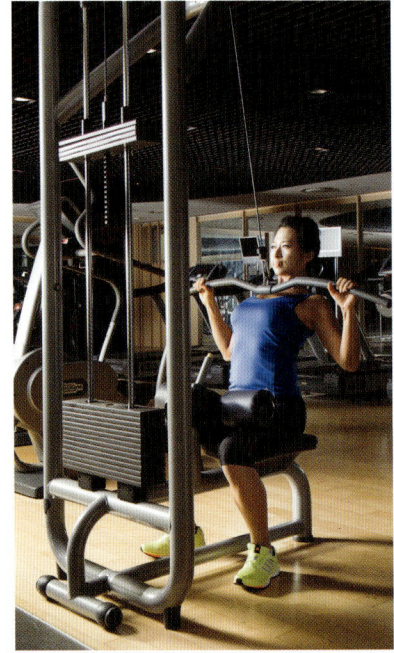

1 들숨
몸을 고정시킨 상태에서 바를 쇄골과 가슴이 연결되는 지점으로 내린다. 이때 날개뼈를 등의 중앙으로 모아준다.

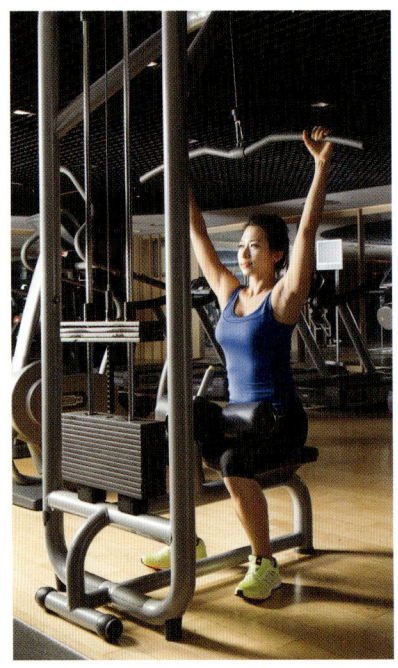

2 날숨
준비자세로 돌아온다.

TIP 운동 중 체력이 저하될 경우 포기하지 말고 언더핸드그립(손가락이 나를 향하도록 잡는 방법)으로 잡고 실시하면 이두근의 보상 작용으로 등운동을 하는데 도움을 준다.

2 벤치 프레스

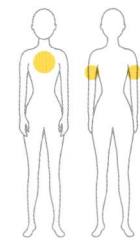

남 20kg × 30개 + 30kg × 20개 + 40kg × 30개 + 20kg × 20개
여 10kg × 30개 + 15kg × 20개 + 10kg × 30개 + 15kg × 20개

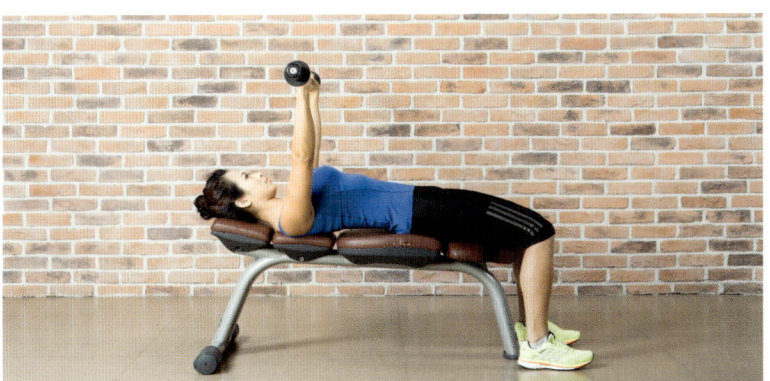

준비자세

벤치에 편하게 눕고 발바닥은 지면에 고정한다. 바벨을 어깨 너비보다 조금 더 넓게 잡아 수직으로 올린다.

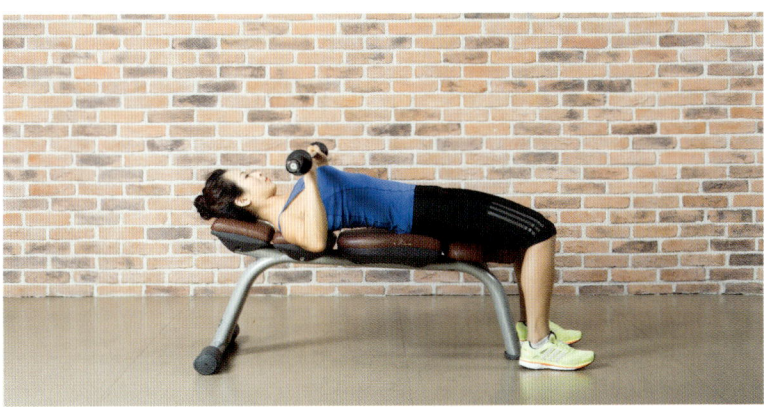

1 들숨

바벨을 수직으로 천천히 내리면서 가장 낮은 지점에서 잠시 멈춘다.

*
바벨을 내릴 때 팔꿈치가 어깨와 45˚각을 이루면 어깨 부상을 예방할 수 있다.

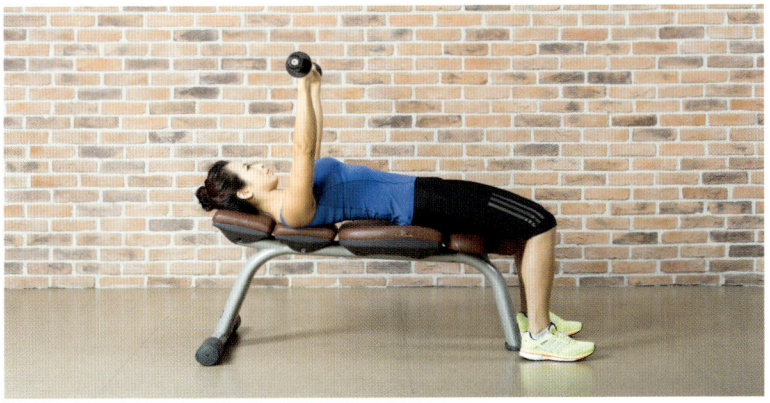

2 날숨

바벨을 수직으로 들어올리며 준비자세로 돌아온다.

TIP 날개뼈는 운동시작과 끝날 때까지 항상 중앙으로 모아져 있어야 상체를 지지하면서 더 큰 힘을 낼 수 있다.

스쿼트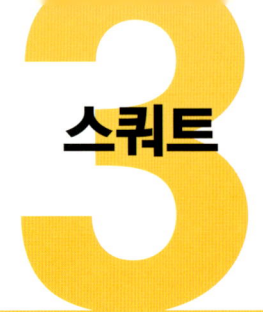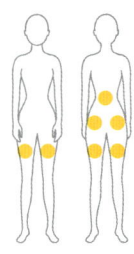

남 10kg × 30개 + 20kg × 20개 + 25kg × 30개 + 20kg × 20개
여 10kg × 30개 + 15kg × 20개 + 20kg × 30개 + 15kg × 20개

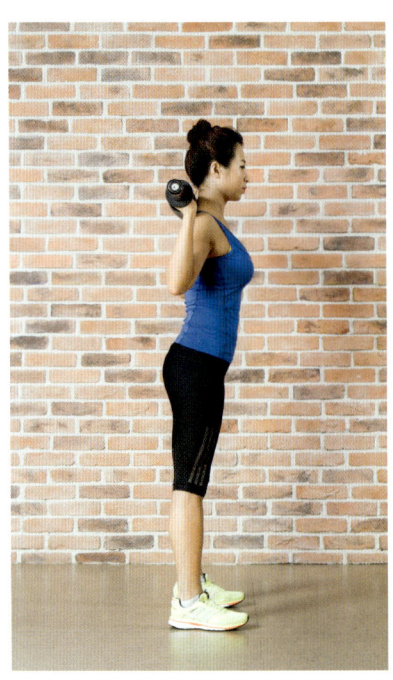

준비자세
두 발을 어깨 너비로 벌리고 바벨을 목 뒤로 넘겨 잡는다.

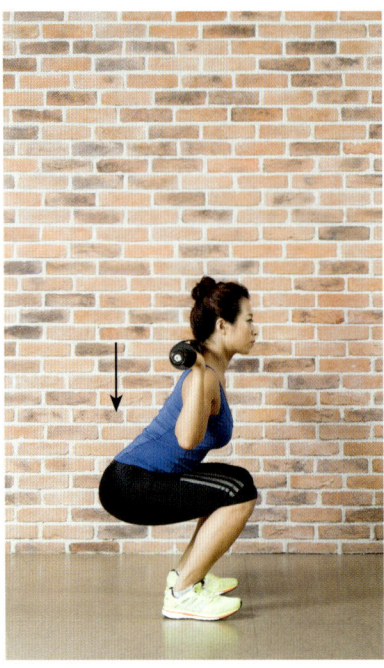

1 들숨
엉덩이를 뒤로 빼면서 허벅지가 지면과 수평이 될 때까지 앉아 잠시 멈춘다.

＊ 무릎이 발 끝선보다 더 나오지 않도록 한다.

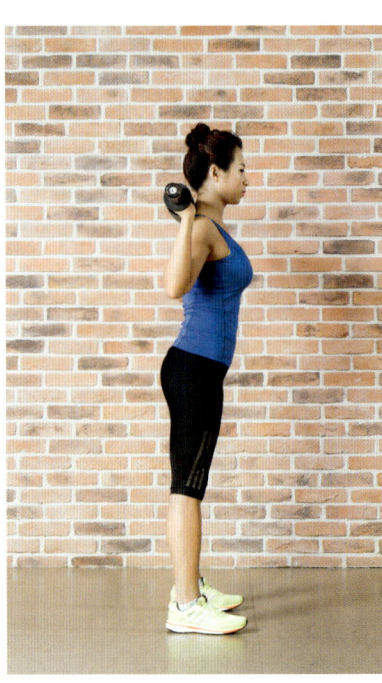

2 날숨
골반을 앞으로 미는 느낌으로 엉덩이와 허벅지의 힘으로 일어선다.

TIP 무게 중심은 발뒤꿈치에 두고 실시한다.

데드리프트

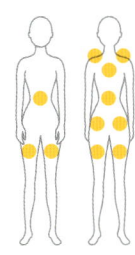

남 15kg × 30개 + 20kg × 20개 + 25kg × 30개 + 15kg × 20개
여 10kg × 30개 + 15kg × 20개 + 20kg × 30개 + 15kg × 20개

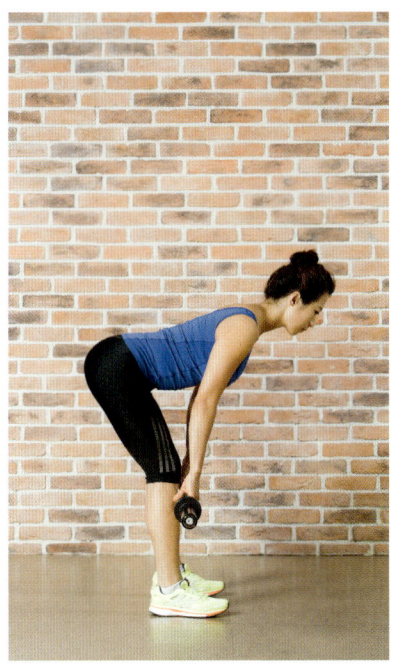

준비자세 들숨
어깨보다 넓게 봉을 잡고 상체가 지면과 수평이 되도록 앞으로 숙인다.
*
허리는 곧게 펴고 항상 긴장시킨다.

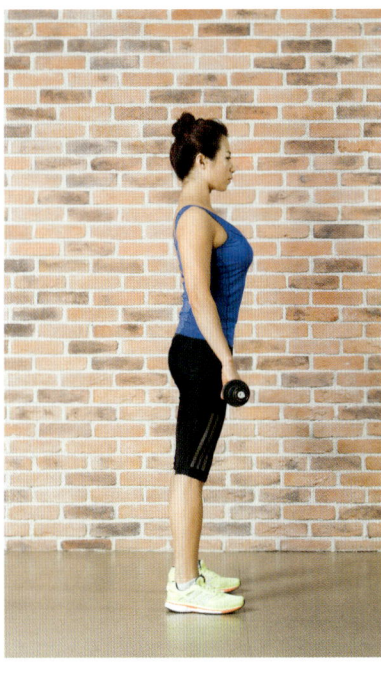

1 날숨
엉덩이에 힘을 주면서 골반을 앞으로 미는 느낌으로 일어선다.

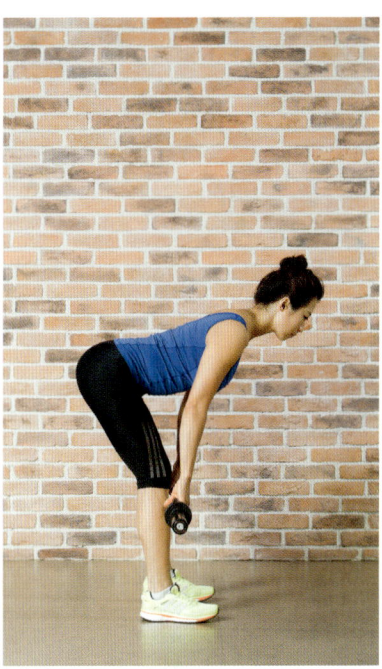

2 들숨
상체를 숙이며 준비자세로 돌아온다.

TIP 바를 넓게 잡을수록 등 윗부분의 근육을 더 많이 자극시킬 수 있다.

다이어트 복싱

복싱은 전신의 근육을 모두 사용하기 때문에 전체적인 몸의 라인을
잡아주는데 큰 도움을 준다. 앞서 소개한 20일 운동 프로그램과 함께 실시한다면
더욱 효과적으로 운동을 할 수 있다. 복싱을 통해 스트레스 해소와
핏이 잘 떨어지는 바디라인을 만들어보자.

기본 동작

모든 동작은 오른손잡이 기준입니다.

스텝 Step

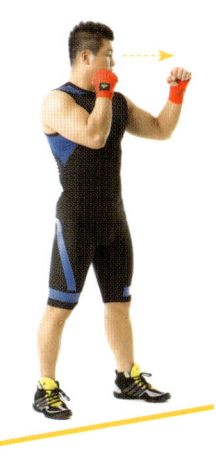
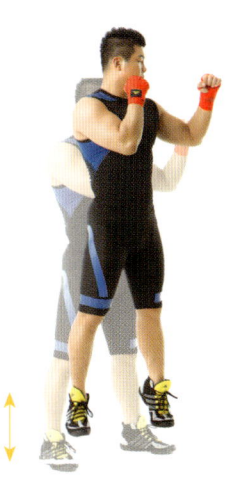

* 오른손은 오른쪽 뺨, 왼손은 얼굴에서 한 뼘 반 앞에 놓는다.

* 왼발을 앞으로 하고 사선으로 선다.

가볍게 위아래로 점프하고, 익숙해지면 앞뒤로 리듬을 타며 점프한다.

TIP 몸은 대각선이지만 시선은 정면을 바라본다. 어깨에 힘을 빼고 가볍고 리드미컬하게 뛴다.

잽 Jab

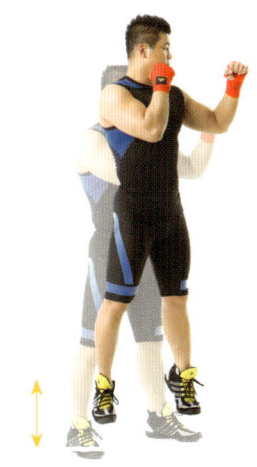
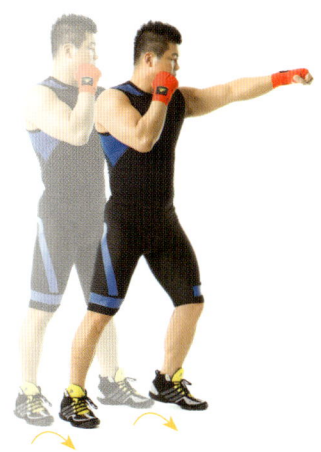
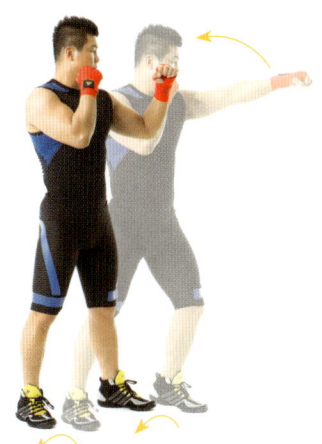

1 스텝을 유지하면서 가볍게 점프한다.

2 스텝을 앞으로 밟으면서 앞 주먹을 빠르게 뻗는다.

3 뻗은 주먹을 빠르게 접으면서 스텝을 뒤로 밟아 제자리로 돌아온다.

TIP 가볍게 두 발로 점프하면서 잽 동작에 앞뒤로 스텝을 밟는다.

원투 One Two

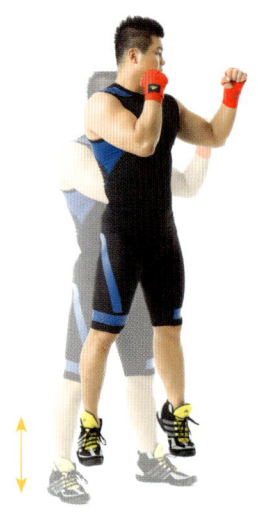

1

스텝을 유지하며 가볍게 점프한다.

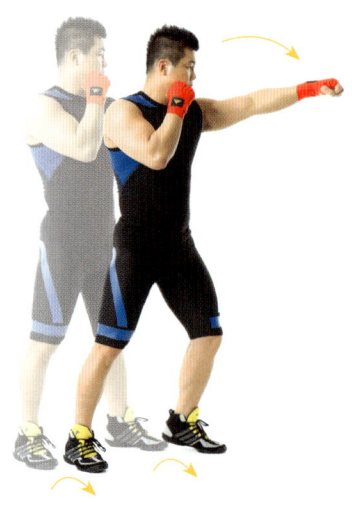

2

스텝을 앞으로 밟으면서 앞선 주먹을 빠르게 뻗는다.

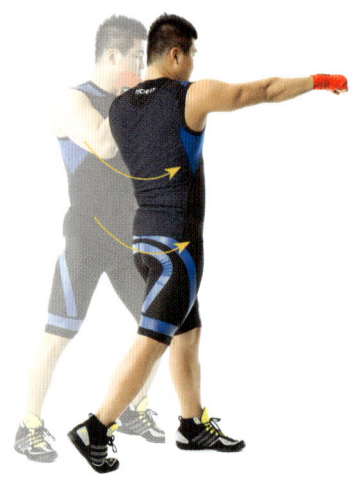

3

주먹을 빠르게 접으면서 몸통과 뒷다리를 안으로 틀어 주먹을 뻗는다.

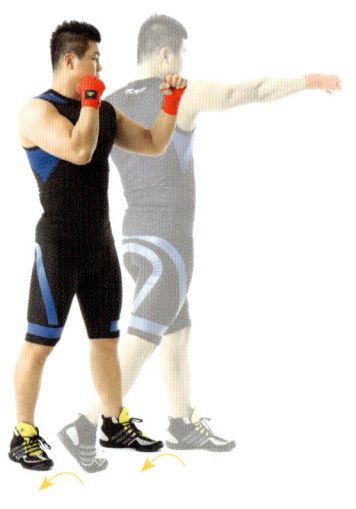

4

뻗은 주먹을 빠르게 접으면서 스텝을 뒤로 밟으며 제자리로 돌아온다.

TIP 두 번째 펀치를 뻗을 때, 귀 뒤로 손을 빼지 말고 볼 옆에서 바로 나간다. 상체를 숙이며 길게 뻗지 말고 다리, 허리, 어깨 순으로 몸을 회전하며 펀치를 날린다.

훅 Hook

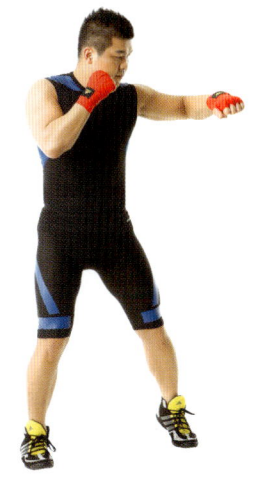 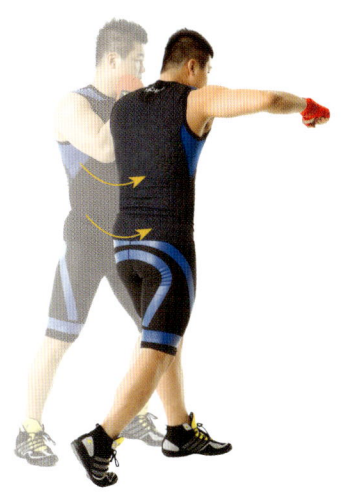

＊ 훅은 어깨 높이에서 스윙한다.

1
허리를 살짝 오른쪽으로 돌리면서 직각으로 접은 왼팔을 스윙한다.

2
몸통과 뒷다리를 안으로 틀면서 오른팔을 스윙한다.

TIP 스윙하는 주먹이 사선으로 틀어져 손바닥이 정면에서 보일 정도가 되어야 정확한 자세가 된다.

어퍼컷 Upper Cut

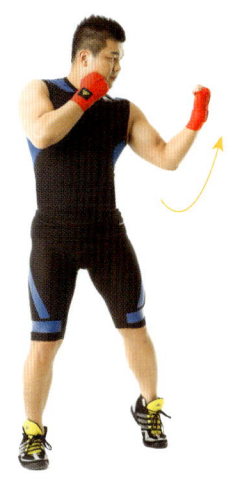 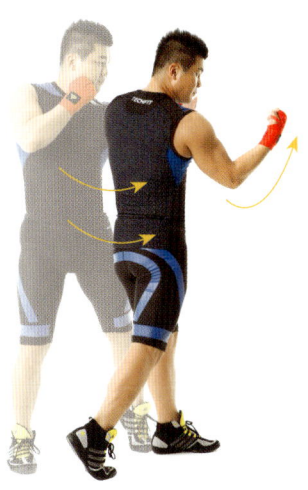

1
왼팔을 아래에서 위로 올려친다.

2
몸통과 뒷다리를 안으로 틀며 오른팔을 아래에서 위로 올려친다.

TIP 하체가 먼저 틀어져야 허리에서 상체까지 힘을 전달할 수 있다. ● 두 팔을 'V'자 형태로 유지한다.

더킹 Ducking

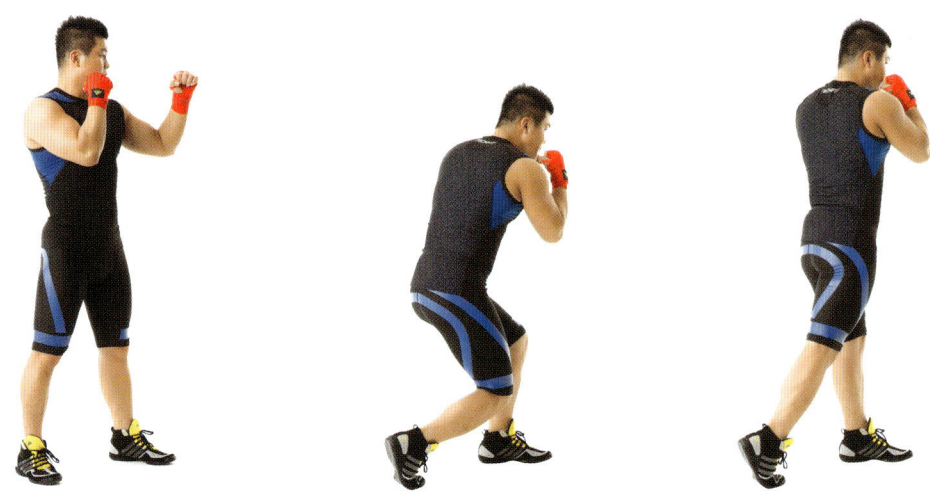

1
상대의 오른 주먹을 피하는 느낌으로 왼쪽으로 앉고 일어선다.

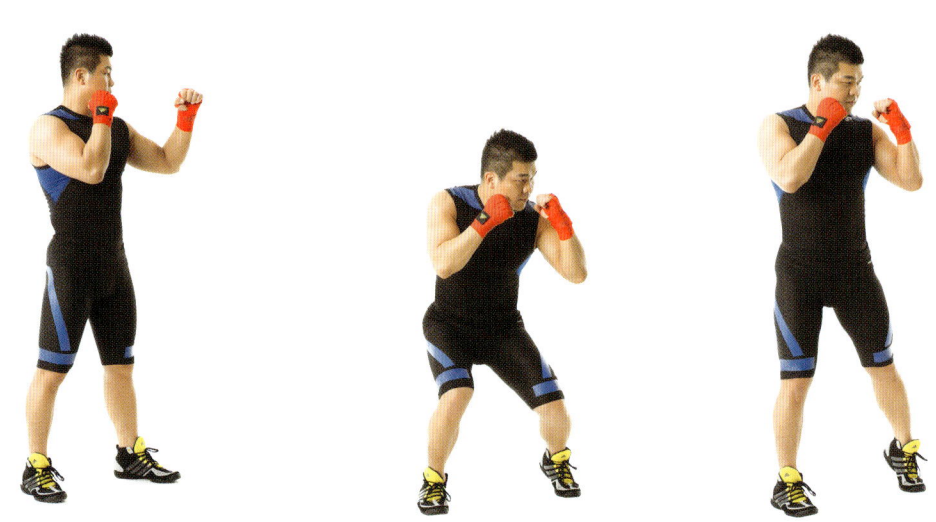

2
허리를 세운 후 왼 주먹을 피하는 느낌으로 오른쪽으로 앉고 일어선다.

위빙 Weaving

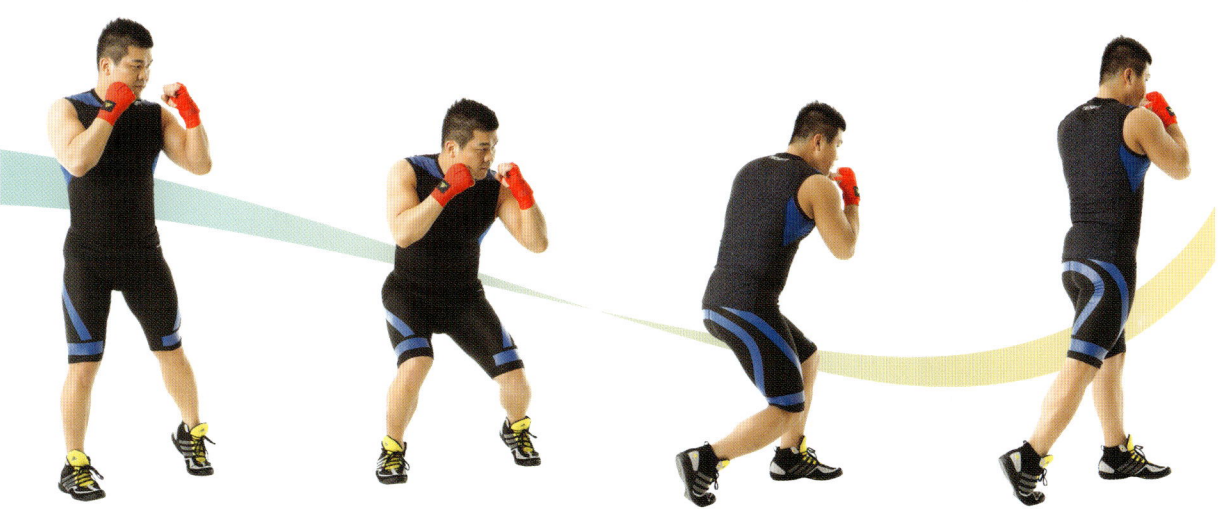

1
허리를 세운 후 왼쪽으로 동일하게 원을 그리며 앉고 일어선다.

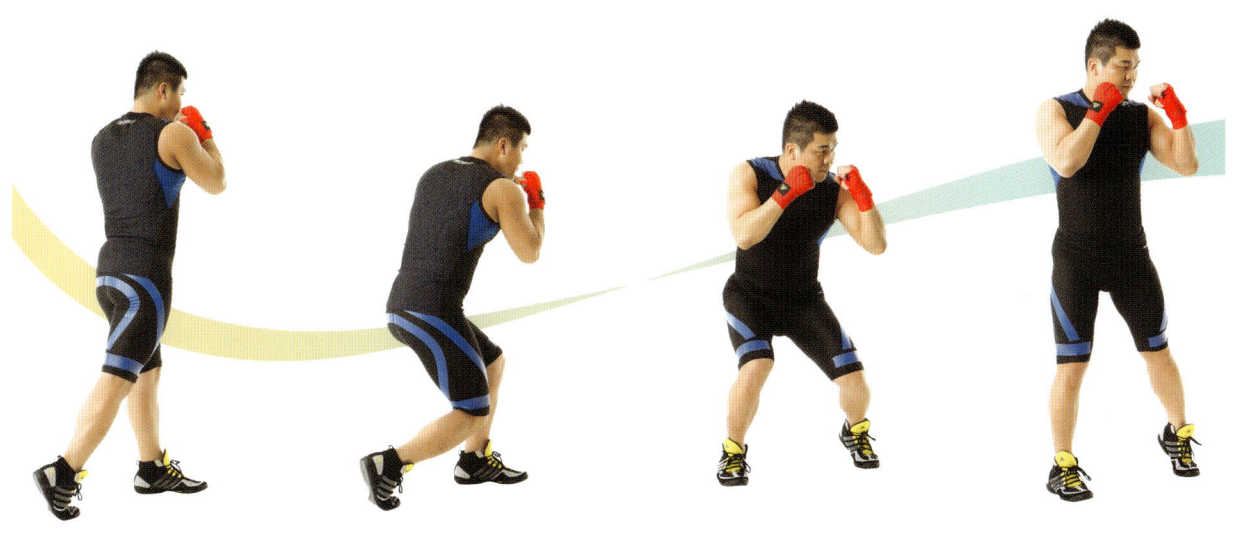

2
상대의 주먹을 피하는 느낌으로 오른쪽 아래로 원을 그리며 앉고 일어선다.

TIP 무릎과 허리를 함께 회전시키면서 회전하는 쪽의 발을 틀어주면서 앉는다.

2 연속 동작

원투 원투

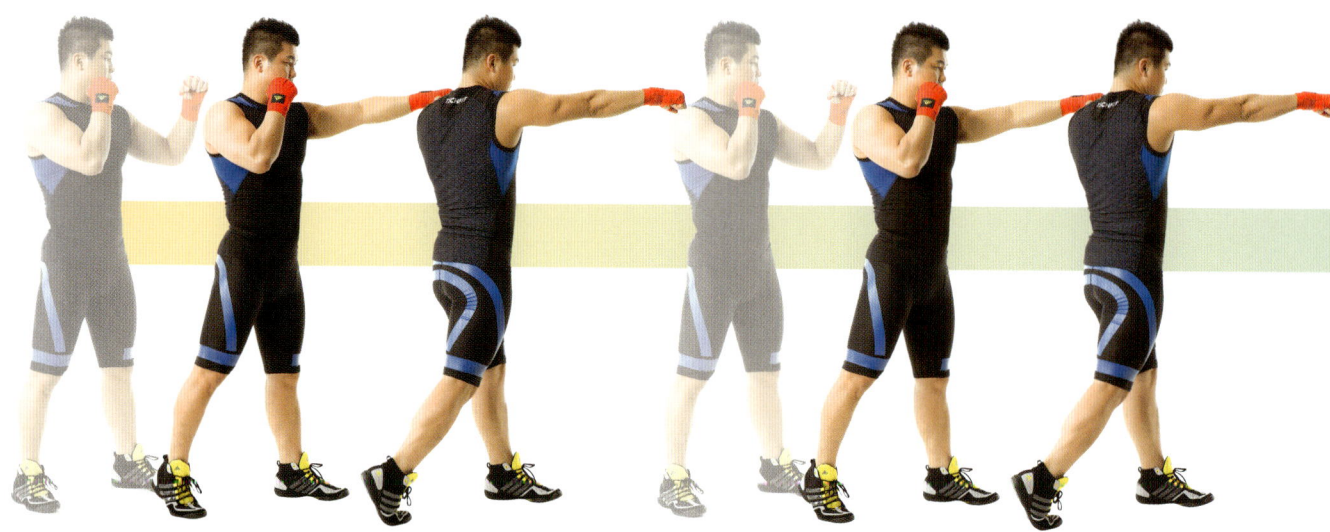

1. 원투　　　　　　　　　**2.** 원투

원투 훅

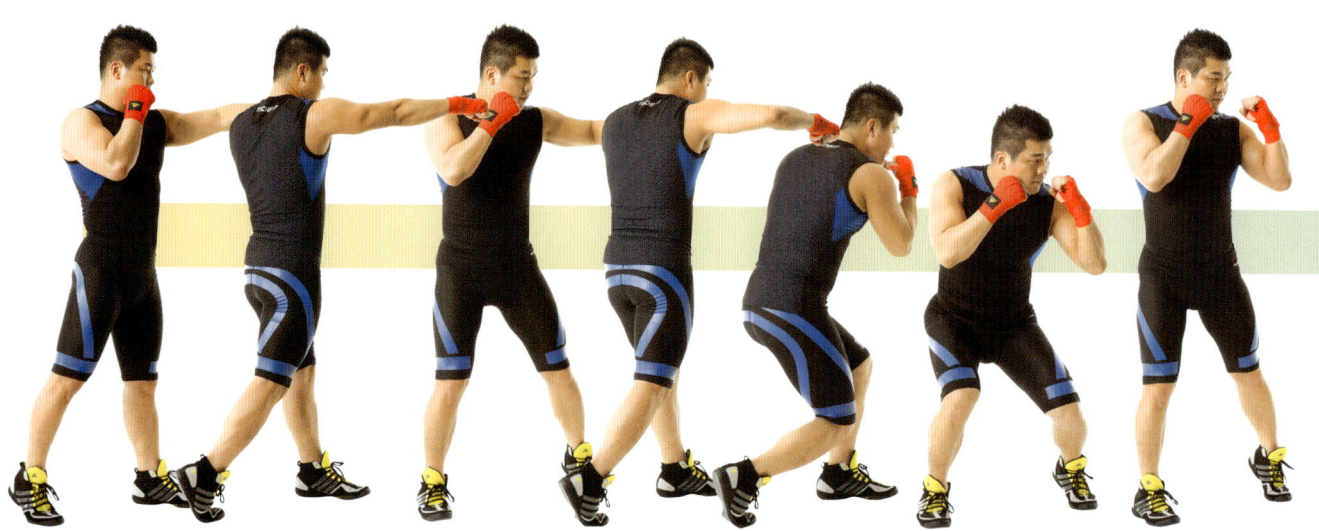

1. 원투　　　　**2.** 훅　　　　**3.** 위빙

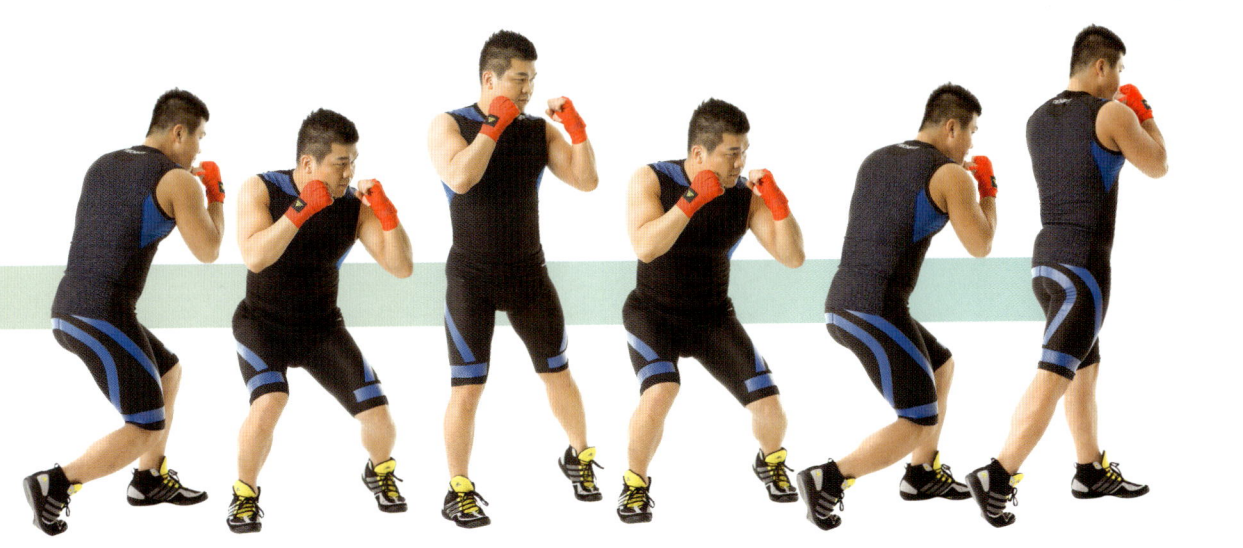

3. 위빙

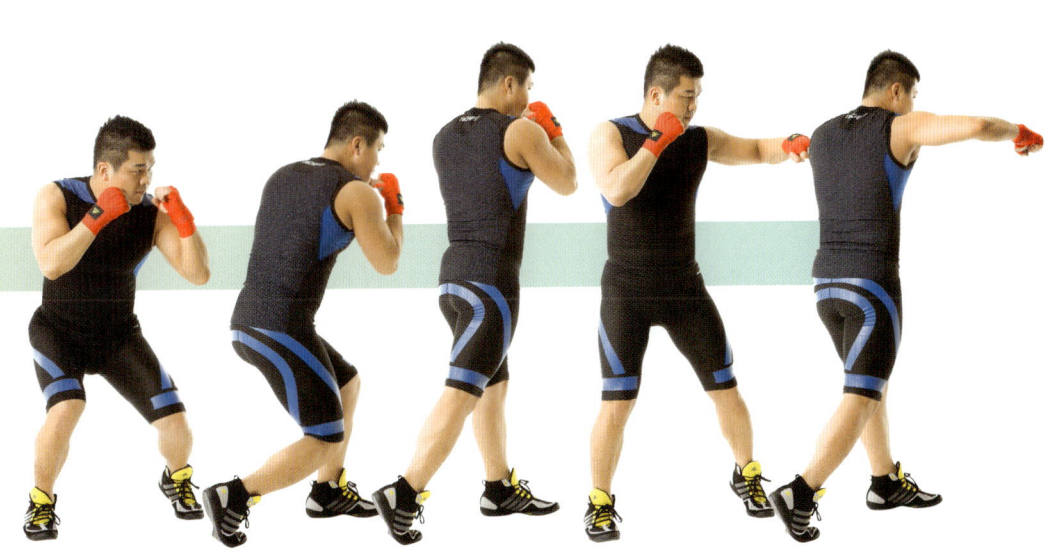

4. 훅

원투 더킹 라이트 스트레이트

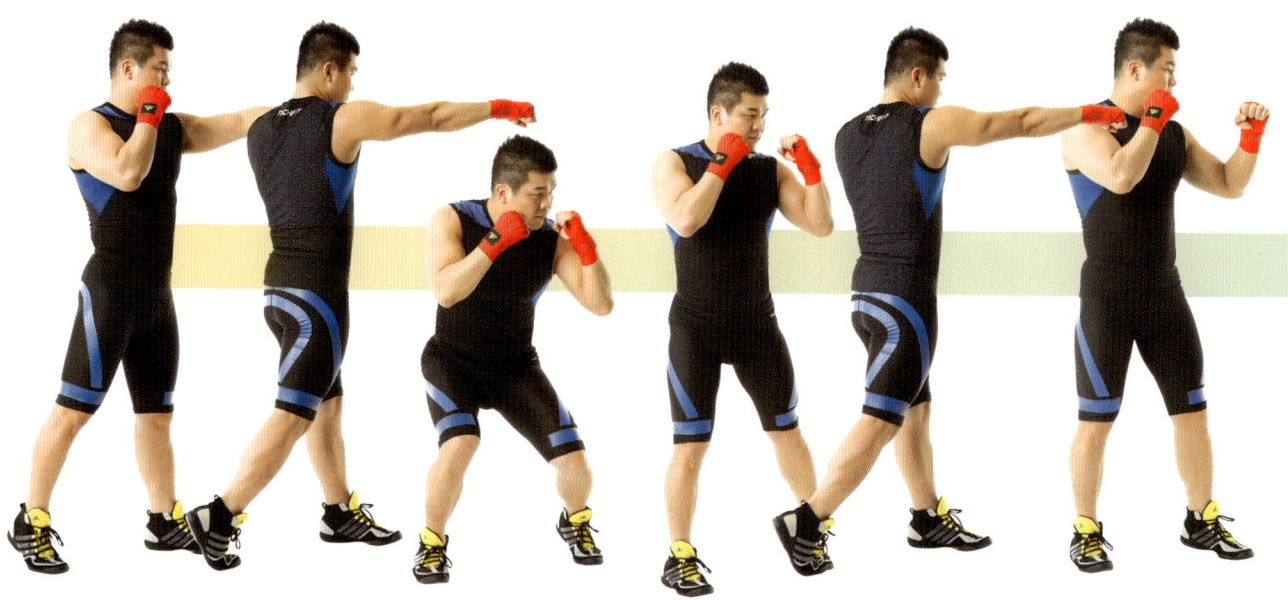

1. 원투　　**2.** 더킹　　**3.** 라이트 스트레이트　　**4.** (스트레이트 후) 백스텝

원투 더블 리듬킥

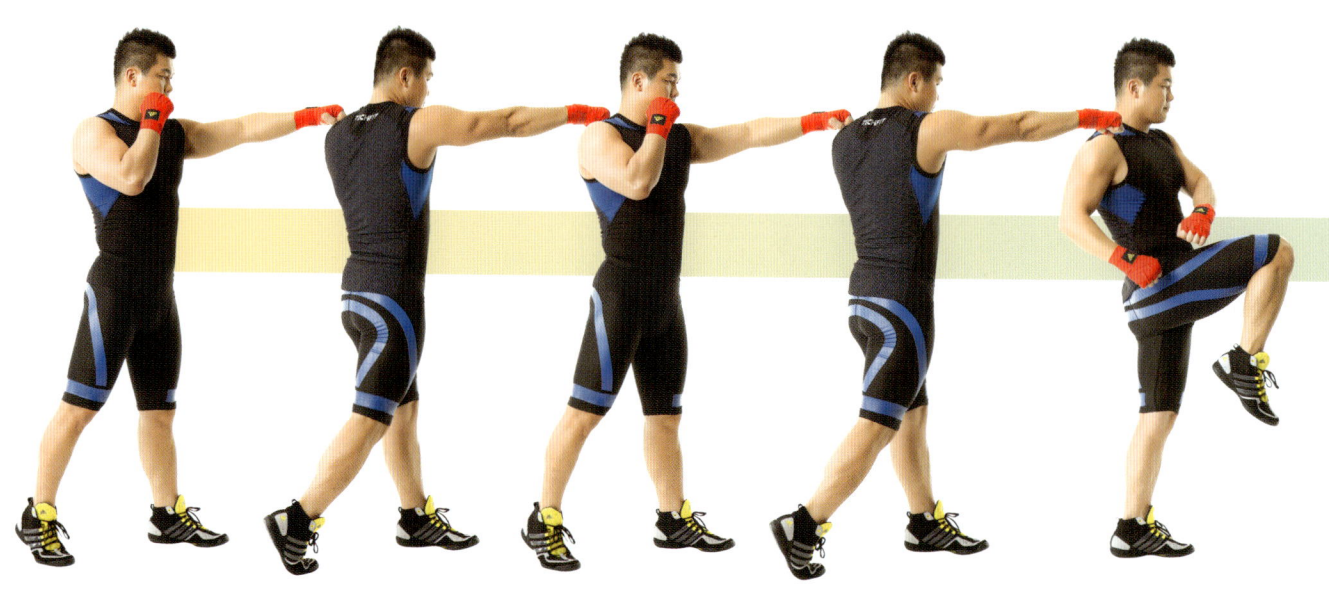

1. 원투　　**2.** 원투　　**3.** 리듬킥

20회 3세트

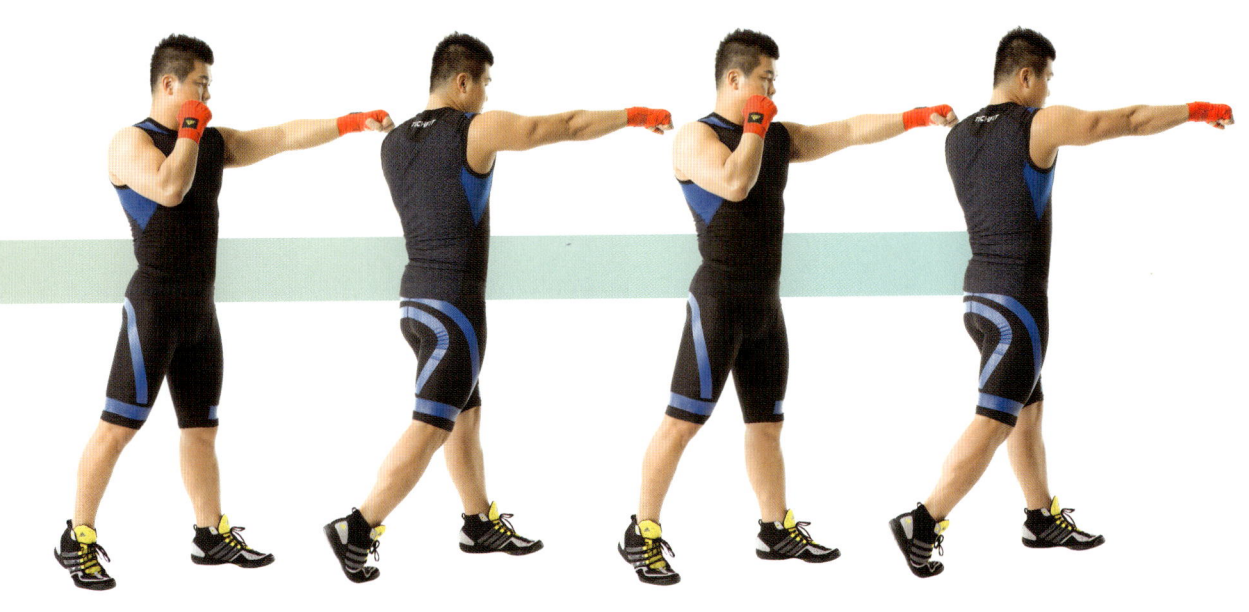

5. 원투　　　　**6.** 원투

20회 3세트

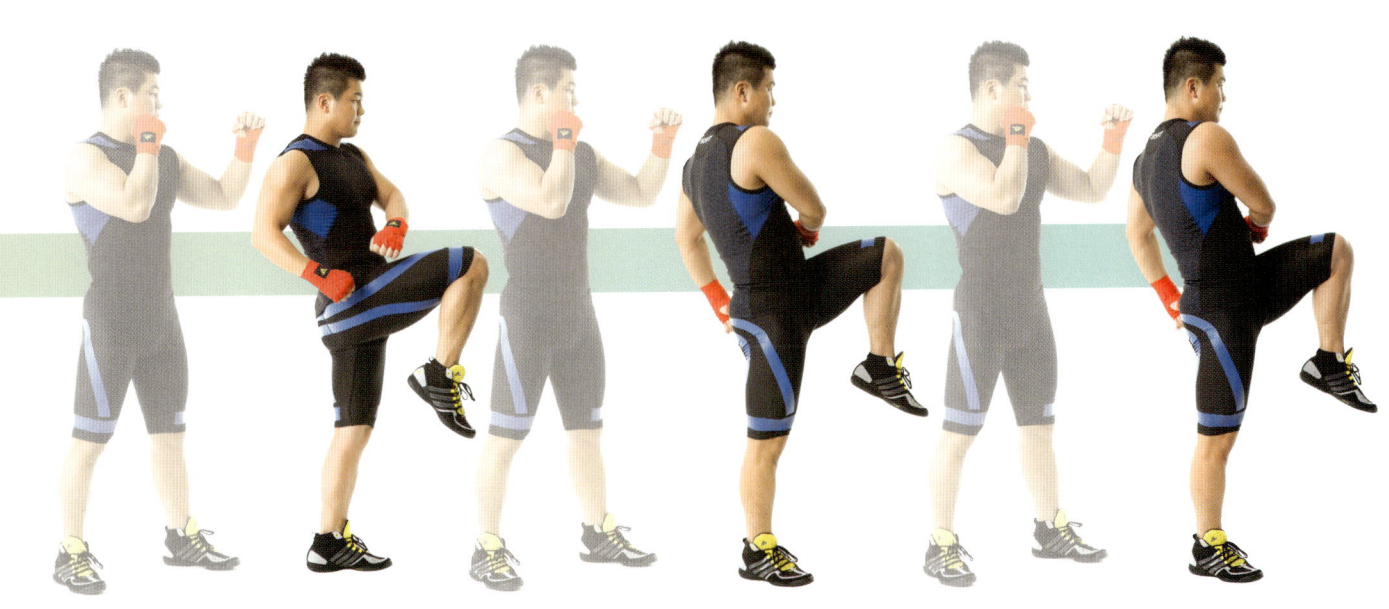

버피 원투

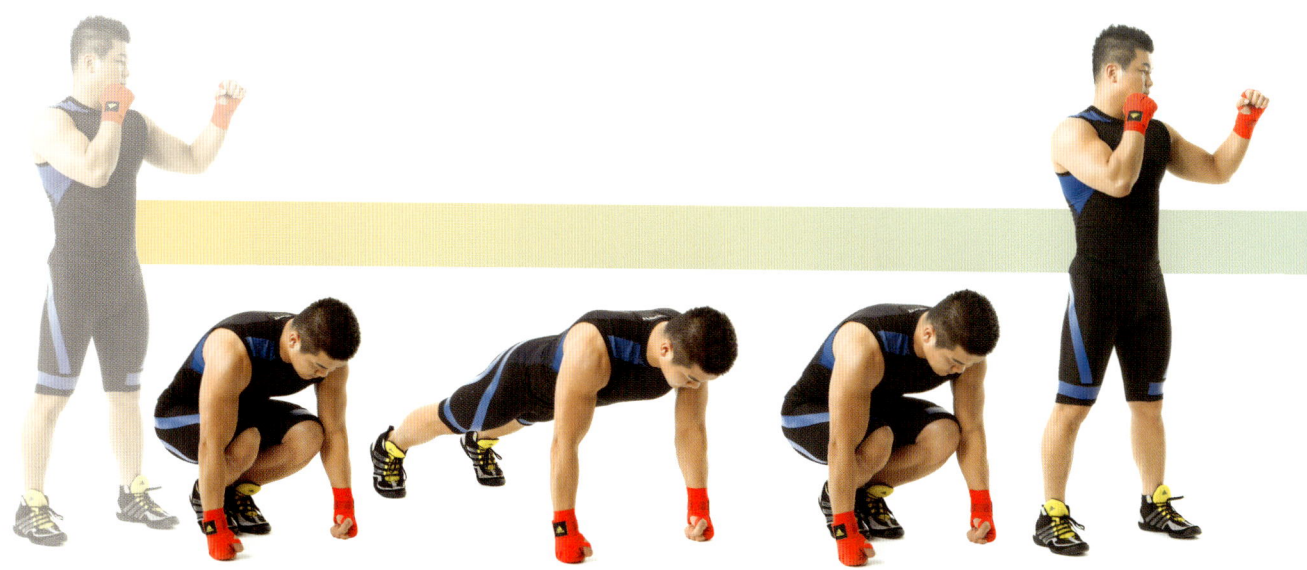

1. 버피

콤비

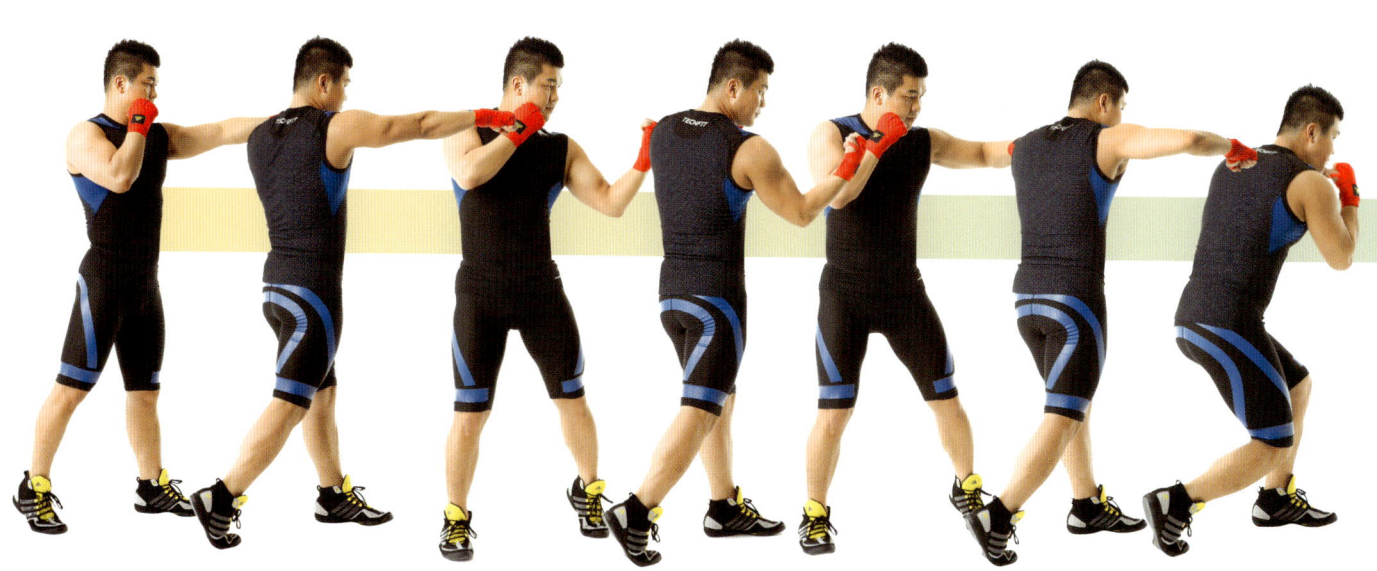

1. 원투　　**2.** 어퍼컷　　**3.** 훅　　**4.** 위빙

20회 3세트

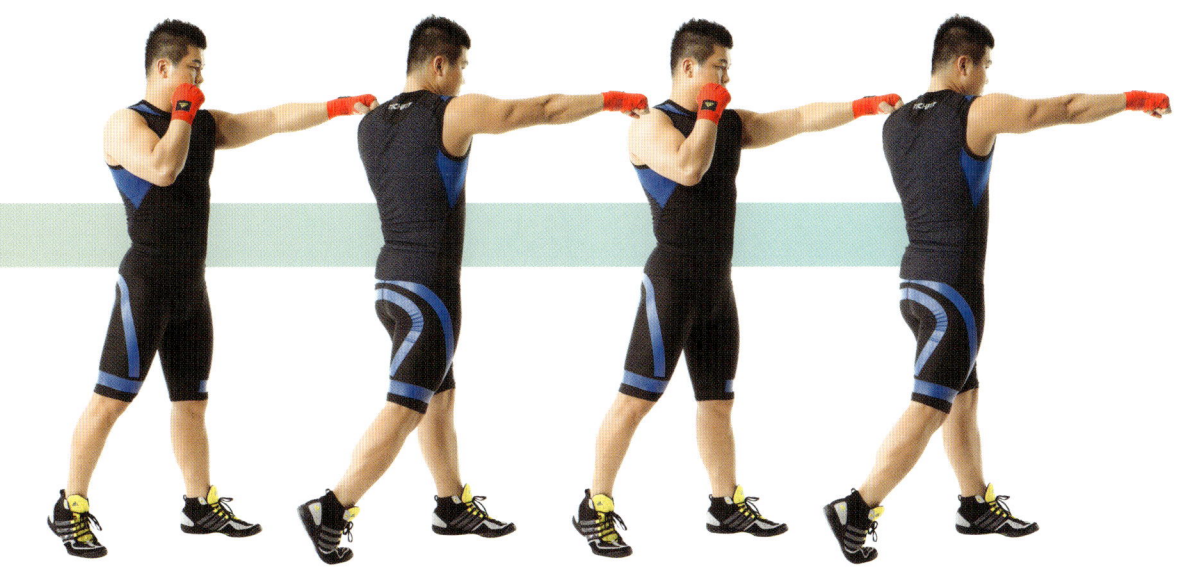

2. 원투

3. 원투

20회 3세트

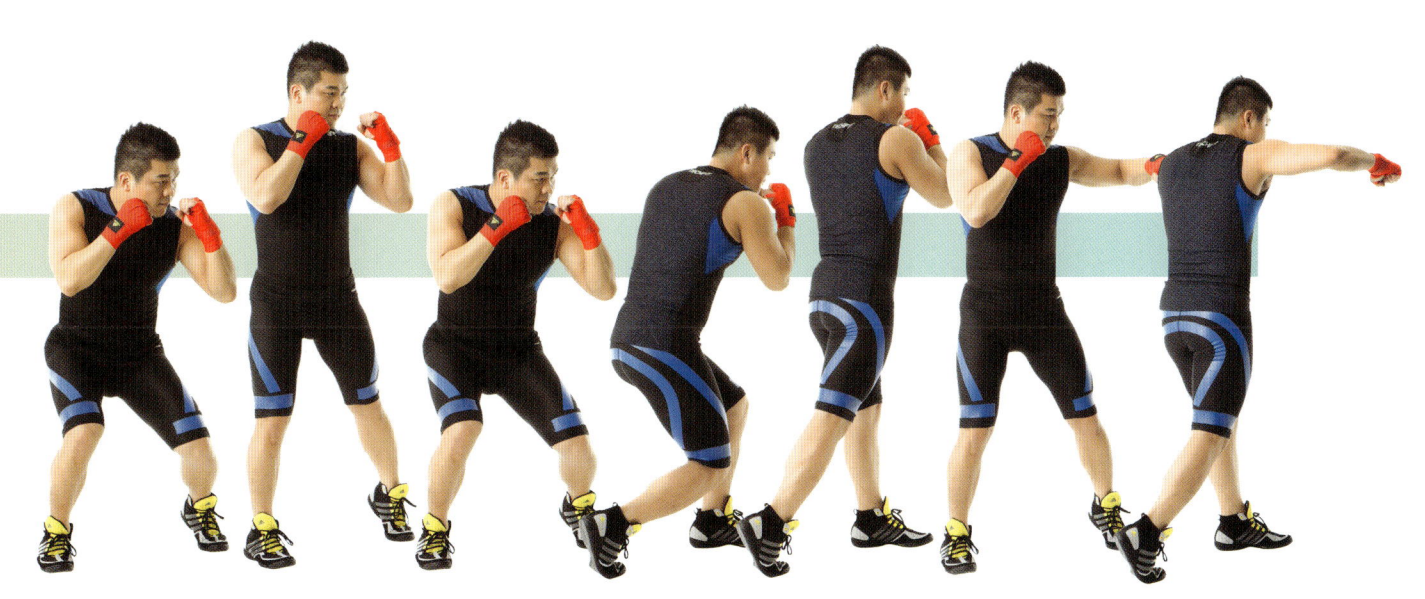

5. 훅

통증 완화 스트레칭

관절이 아프거나 좋지 않을 때,
스트레칭을 통해 통증을 가라앉히며 회복하세요.

1 허리

허리 1

 수건 1개　10초　5회

*10초간 실시하되 통증이 있다면 5초간 실시한다.

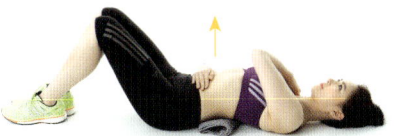

준비자세
바르게 누워 허리 밑에 수건을 접어 넣는다.
다리는 편하게 세워 발바닥을 고정시킨다.

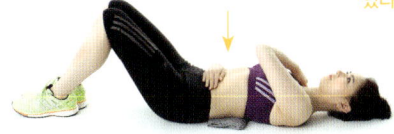

1
배에 힘을 주면서 허리로 수건을 누른다.

TIP 평소에 앉아서 일하는 사람들에게 좋다. ● 허리 주변근육의 긴장도를 떨어트리고 꾸준한 스트레칭으로 허리건강도 지킬 수 있다.

허리 2

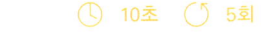 10초　5회

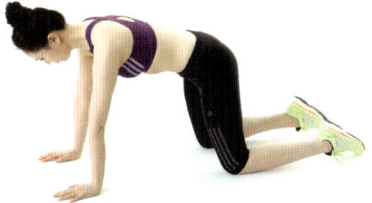

준비자세
바닥에 손바닥과 무릎을 대고 몸을 지탱한다.

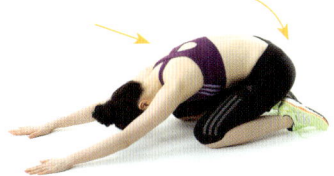

1
엉덩이를 뒤로 내리면서 어깨를 아래로 누른다.

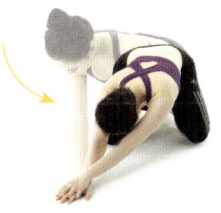

*손을 뻗은 방향을 중심으로 양쪽 어깨가 수직이 되게 한다.

2
준비자세로 돌아온 후 오른손 위에 왼손을 얹어 깍지를 끼고 엉덩이를 내리며 어깨를 아래로 누른다.

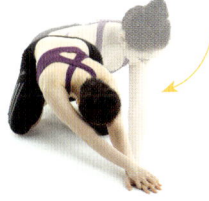

3
다시 올라와 준비자세를 취하고 왼손 위에 오른손을 얹어 깍지를 끼고 엉덩이를 내리며 어깨를 아래로 누른다.

TIP 손을 더 깊이 뻗을 수록 스트레칭의 효과를 더욱 볼 수 있다. ● 스트레칭을 통해 허리의 통증을 줄이며 근육의 기능을 강화시키는 효과가 있다.

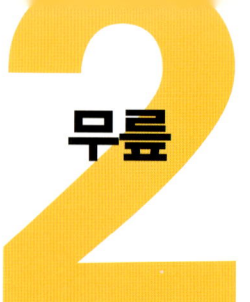

무릎

무릎 1

쿠션 1개　10초　3회

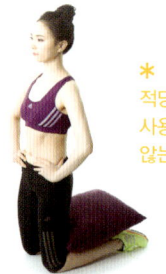

* 적당한 높이의 쿠션을 사용하여 본인에게 과하지 않는 높이를 선택해야 한다.

준비자세
무릎 꿇고 일어선 상에서 너무 높지 않은 베개나 쿠션 등을 종아리 위에 올린다.

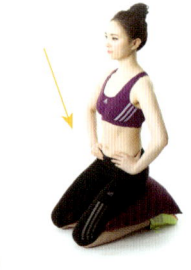

1
자연스럽게 쿠션에 앉는다.

TIP 무릎 통증은 흔히 비만으로 인하여 나타나는 증상으로 각각의 요인에 맞는 운동이 필요하다.

무릎 2

쿠션 1개　수건 1개　8초　3회

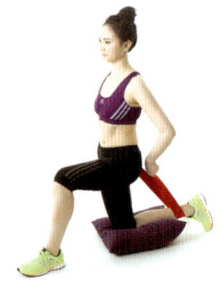

준비자세
통증이 있는 무릎을 쿠션 위에 올려 수건으로 발목을 들어 올릴 수 있도록 준비한다.

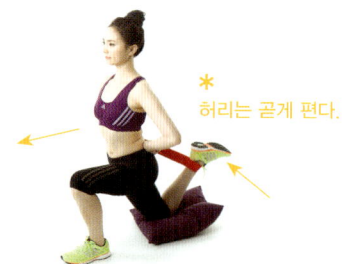

* 허리는 곧게 편다.

1
골반과 상체를 앞으로 내밀면서 허벅지 앞쪽을 스트레칭한다.

무릎 3

수건 1개　8초　3회

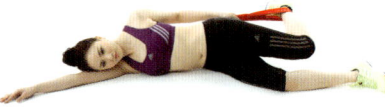
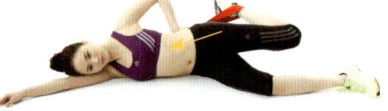
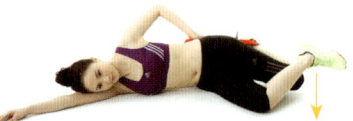

준비자세
통증이 있는 무릎이 위로 가도록 옆으로 누워 수건을 발목에 감싼다.

1
수건을 잡은 손을 위로 당기면서 허벅지 앞부분을 스트레칭한다.

2
반대쪽 다리를 무릎위에 올려 허벅지 측면까지 스트레칭이 되도록 한다.

TIP 무릎을 바닥에 대지 못할 정도로 통증이 심할 경우에 실시한다.

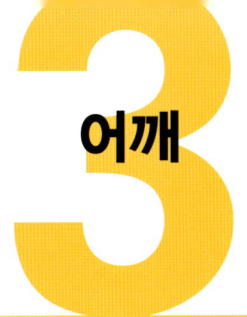

어깨

어깨 1

수건 1개　10초　3회

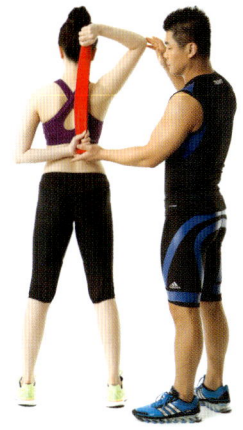 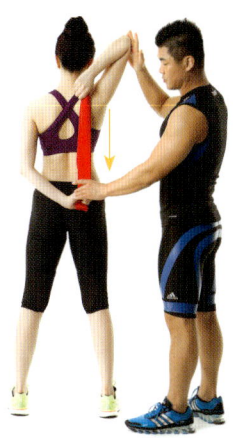 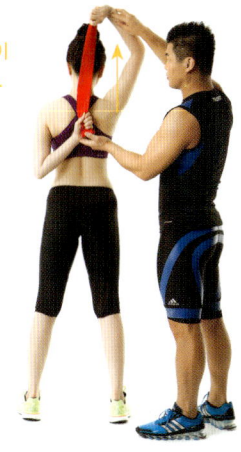

* 10초간 실시하되 통증이 있다면 5초간 실시한다.

준비자세
수건을 등 뒤에서 위아래로 잡는다.

1
아래로 내리면서 당겨진 팔의 근육들을 스트레칭한다.

2
위로 올리면서 당겨진 팔의 근육들을 스트레칭한다.

TIP 어깨의 스트레칭과 동시에 회전근력의 강화 운동도 함께하는 효과가 있다.

어깨 2

수건 1개　10초　3회

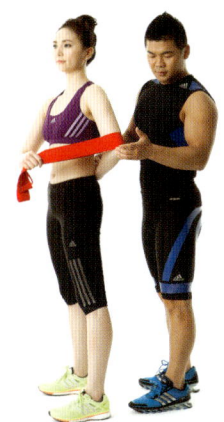 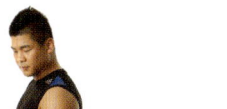 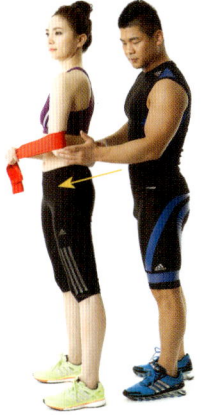

준비자세
통증이 있는 어깨의 팔꿈치를 수건으로 감싸고 허리 뒤에 손을 올려 고정한다.

1
수건을 당기면서 어깨 옆면과 어깨 관련 근육들을 지긋이 스트레칭한다.

TIP 수건을 당길 때 허리가 함께 회전하지 않도록 주의한다.

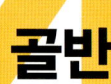

골반

골반 1
⏱ 8초 🔄 3회

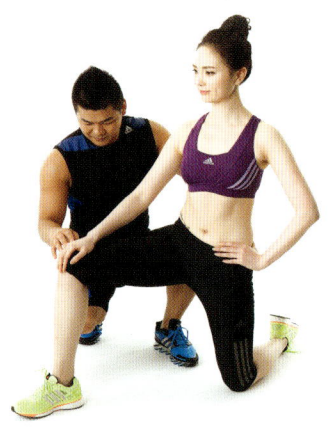
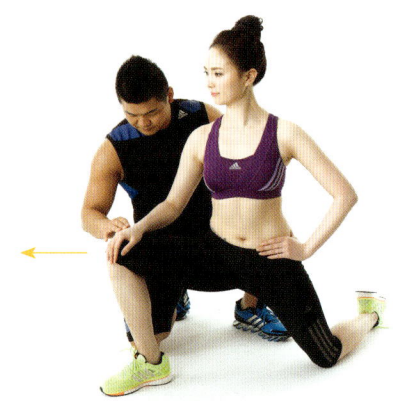

준비자세
통증이 있는 골반 쪽의 무릎을 꿇고 반대쪽 다리는 자연스럽게 직각으로 편다.

1
세운 무릎을 앞으로 밀면서 허리에 얹은 손으로 골반을 지그시 눌러주며 스트레칭한다.

TIP 무릎관절의 보호를 위해 바닥에 쿠션 및 매트를 깔고 실시한다.

골반 2
⏱ 8초 🔄 3회

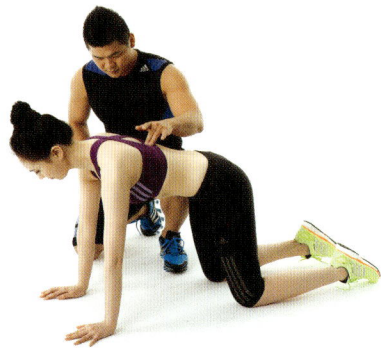
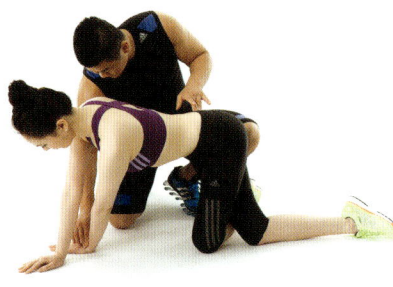
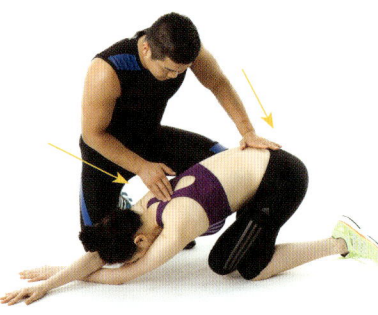

준비자세
손바닥과 무릎으로 몸을 지탱한다.

1
왼손과 왼발을 반대편 안쪽으로 넣는다.

2
엉덩이를 내리며 어깨를 아래로 누른다. 반대쪽도 동일하게 실시한다.

연예인몸매 만들기 20일 프로젝트

초판 1쇄 인쇄 2014년 5월 26일
초판 1쇄 발행 2014년 5월 30일

지은이   장광훈
펴낸이   이준경
편집이사   홍윤표
편집장   이찬희
편집   이영일
디자인   강혜정
사진   김남헌 Studio B612
모델   박지민, 모혜선
마케팅   오정옥
펴낸곳   (주)영진미디어
출판등록   2011년 1월 6일 제406-2011-000003호
주소   경기도 파주시 문발로 242
전화   031-955-4955
팩스   031-955-4959
홈페이지   www.yjbooks.com
이메일   book@yjmedia.net

ISBN 978-89-98656-25-6 13510

이 도서의 국립중앙도서관 출판시도서목록(CIP)은
서지정보유통지원시스템 홈페이지(http://seoji.nl.go.kr)와
국가자료공동목록시스템(http://www.nl.go.kr/kolisnet)
에서 이용하실 수 있습니다.
(CIP제어번호 : CIP2014016327)

이 책은 저작권법에 의해 보호를 받는 저작물이므로
무단 전재와 복제를 금합니다. 또한 이미지의 저작권은
작가에게 있음을 알려 드리며, 인지는 생략합니다.
The copyright for every artwork contained in this
publication belongs to each artist.
All rights reserved.

잘못된 책은 구입한 곳에서 교환해 드립니다.